がんは治療困難な特別な病気ではありません！

「近藤理論」の誤りを指摘し、
がんが消えていく
自然治癒力のすごさを徹底解説

医師
真柄俊一

イースト・プレス

まえがき

現代のがん治療を真っ向から否定し、1996年にベストセラー『患者よ、がんと闘うな』（文藝春秋、1996年）で医療界に衝撃を与えた医師、「近藤誠」。『医者に殺されない47の心得』（アスコム、2012年）は110万部を超える絶好調ぶりで持論を展開しています。

私は、がんに関する5冊の本を出版しましたが、そのなかで彼の勇気ある行動をある意味では称えてきました。ことに抗がん剤を批判している点については、ほぼ同意しますが、彼は標準的な現代西洋医学のみを勉強してきた医師であり、彼の思考・発想はすべてその範疇《はんちゅう》からは出ていないため発言はその範囲内に留めておくべきだと思います。

しかし最近の彼は、誰も反論してこないからか自分が勉強していない分野にまで介入し自説を発信し続けています。「がん放置療法」を筆頭に「がん治療の95パーセントは間違い」だと言い、「免疫療法に至ってはデタラメ」という論調で、常に自分の主張を押し通しています。しかし現実には、彼は根本的なところで重大な間違いを犯しているのです。

近藤氏の勉強不足な分野は「食と病気」および「心と病気」であり、それは現代西洋医学が最も苦手とする領域でもあります。誤解を恐れずに言えば、彼に限らず日本の医師が無知に等しい分野と言い切ることができます。

ホームステイで日本へやってきたアメリカの小学生が、「健康には野菜がいちばんいいと学校で教わっているけど、日本は違うの？」と驚いていたという話を患者さんから聞きましたが、少なくともアメリカではそのような変化が起きているのです。この本を書いた目的のひとつは、このことを日本の読者に広く知っていただくことが重要と考えたからです。

著書のなかで近藤氏は、がんは臓器転移のある「本物のがん」と臓器転移のない「がんもどき」の2種類にわかれること、何をやっても「本物のがん」が治ることはないため、治療は無駄なだけで「がん放置療法こそが最善である」と繰り返し主張しています。彼の犯している重大な間違いとはこの部分であって、再発した「本物のがん」でも実は簡単に治るのです。しかも食べ物や考え方を変えるだけですから、副作用もなく余計な費用もかかりません。

「菊池寛賞」受賞後ますますメディア露出も増え、発信を続けていますが、茶番もいいかげんにしてほしいと思います。あまりにも歯切れよくがん治療を批判するものだから、アンデルセン童話の「裸の王様」と同じで、マスコミでさえも彼にものが言えなくなる恐ろしい状況を、自分で作り出してしまったのです。

日本の医学界も遠吠えしているだけで彼に対して面と向かって反論しきれていないのは、彼の唱える「放置療法」に対抗できる手段を持っていないからです。

1990年を境に欧米先進国のがん死亡率が軒並みはっきりと減少に転じたのに対し、日本は逆に上昇を続けた事実を皆さんはご存じでしょうか?

「本物のがん」を治す方法があるからこそ欧米の死亡率が下降したのです。

そして、近藤氏を含めた日本の医師たちが不勉強でその方法を知らないから、死亡率が上昇を続けたというのが不名誉な日本の真実です。

私はそのように考えていますし、現実に抗がん剤も放射線治療もおこなわない「自然療法」で「本物のがん」を治すのに成功しています。そのような事実を知ってもらいたいという強い思いで5冊の本を出版し、今またこの本を書いています。

欧米のがん死亡率が低下し続けた背景にはきちんとした理由があります。

何事も理由がないのに結果が表れることはありません。その理由を知るには、アメリカの「がんと食」に関する数十年にわたる研究者たちのひたむきな努力と、それを妨害し続けた勢力との長い戦いの歴史を知る必要があります。それをせずに理解することは不可能だと思います。

私は日本の医師としては誰よりも早く「がんと食」や「自然治癒力」の勉強を始めていたので、今から13年前にがん専門の自然療法クリニックを開院し、そこで良い結果を出すことができたのだと思っています。

「食物でがんが治るという食事療法など全部デタラメ」という近藤氏の放言は許せませんが、理解できていない人に怒りを向けても意味がありません。

実は、今から30年前頃まではアメリカでも彼と同じようなことを言っている医師たちが大勢いました。偽医者とか藪医者のことを英語ではQUACKと言うのですが、これはアヒルがガーガーとうるさく鳴くという意味から出た言葉です。食物でがんが治るなどと「おかしなこと」を言う医師を馬鹿にしてそう呼んでいたのですが、今では医療と食習慣を正しく認識する医師が急増して発言力が増したために、最近はそのような声は聞かれなくなったということです。

逆に「食と病気」を否定する近藤氏の著書がミリオンセラーになっていることを知ったアメリカの医師が「日本はそんなに遅れているのか、日本のNIH（厚生労働省に相当する）は何をしているのか？」と驚いていたという話が私の耳には届いています。

真実を知ってしまったアメリカの医師たちの目から見れば、彼の言っていることこそ30年遅れだということになってしまいます。

また近藤氏は「本物のがんは治療しても治らない。自然に消失するがんもないわけではないが、10万件に1件程度の割合」と主張しています。この「自然退縮」の割合については彼だけでなく、世界のがん医療でも定説とされています。

「自然退縮」について彼の主張を要約すると「放置療法で自然退縮は10万件に1件く

らいは起きる」ということになるかと思いますが、私のおこなっている「自然療法」では、少なめに見ても100人に1人は確実に起きています。そうすると私の「自然療法」の持っている力は、自然退縮発生を基準として考えた場合、少なくとも「放置療法」の1000倍（注）であると言えます。実際は100人に1人よりははっきりと多いですから、1000倍から1万倍の力かもしれません。

私が拙著のひとつに『がん、自然治癒力のバカ力』（現代書林、2009年）というタイトルをつけたのは開業した早い時期から、このような例をたくさん経験できたからです。

（注）カルテ総数3000に対して30人以上の自然退縮を認める。

まず具体例を紹介しましょう。

次の症例は、近藤氏が放射線科医師として勤務していた慶応義塾大学病院耳鼻咽喉科（以下、慶応大学病院）で実際にあった話です。

2004年の夏に慶応大学病院で早期の喉頭がんが発見され、手術を受けた太田◯

子さん（当時66歳・女性）は、術後に放射線治療を受けました。しかしわずか半年後の翌年2月、再発を告知されたのです。手術も放射線も効果がなかったのです。「近藤理論」では再発は「本物のがん」です。

当院に通う友人の紹介で彼女は来院しました。血液検査をしてみると、SCC抗原という腫瘍マーカーの数値が13・6と、とても高い値でした。正常基準値は1・5以下ですので、間違いなく再発であることが確認されました。

再発がんが治りにくいことは、近藤氏が指摘するまでもなく西洋医学のがん治療では常識になっています。実際太田さんのケースでは、すでに照射をおこなっていますので放射線治療はできず、再手術か抗がん剤に頼るしかないのですが、彼が指摘しているように、抗がん剤で治ることはありません。

現代医学でもはや打つ手のない太田さんに対して、私はがんについての自分の考え方や治療法を詳しく説明し、納得いただいたうえで治療を開始しました。週1回の通院による鍼治療とメンタルケア、自宅での食事療法です。1カ月後、わずか4回だけの治療後、彼女は慶応大学病院へ検査を受けに行きました。すると、主治医が首をかしげながら、「あら、がんが消えているわ……」と不思議そうな顔をしたそうです。

その4日後に当院でおこなった腫瘍マーカーSCC抗原の検査結果も、1・0と正常値になっていました。がんが自然療法で消失したことの裏付けが取れたのです。

近藤氏は「食事療法でがんが治ったという話はデッチ上げか、がんでなかったか、がんもどきだったかのいずれか」（2014年5月27日、日刊ゲンダイ）と主張しています。

この症例は、慶応大学病院で喉頭がんと診断されて、手術と放射線治療を受けていたにもかかわらず再発、それが私の治療で簡単に消失しているもので、その「消えた」という診断も慶応でやっており、でっちあげでも誤診でも「がんもどき」でもありません。正真正銘の「本物のがん」でもこのように簡単に消えるのです。

「本物のがん」が自然に消失する可能性は10万件に1件程度の確率でしか期待できないことになりますが、私のクリニックではこのようなことがけっこう頻繁に起きています。だからこそ、私には真実を伝えなければならない義務があります。

近藤氏は他人のやっている治療を、ことごとく先ほどのような書き方で非難しているのですが、彼の本にある食に関する情報こそお粗末で間違いだらけです。彼の本で、がんは治らないと絶望的になっている人が大勢いるはずです。それがとんでもない間違いであることを多くの人々に知ってもらう必要があります。近藤氏はただ単に無責任で、かつ強力なアジテーターであるにすぎません。

第3章にアメリカの最新研究報告を紹介する「植物性食品による国際医療会議」（ＩＰＢＮＨＣ＝International Plant-Based Nutrition Healthcare Conference）のことが書いてあります。英語の得意な方はＩＰＢＮＨＣをキーワードにして検索してみてください。

がんだけでなく、心臓病、糖尿病、脳梗塞など多くの生活習慣病に関する世界最先端の研究についての情報が得られます。現代医学では治ることがないことで有名な膠《こう》原《げん》病までが簡単に治っている情報が記載されています。

患者さんが、完治を目指すためには、正しい知識を得る必要があります。患者さんご自身が納得できる治療法を選ぶための世界最先端の趨勢《すうせい》と「がん回復のための情報」をまとめたのが本書です。

自然治癒力をみくびってはいけません。

第2章

国をあげてがんに取り組んだアメリカ、いつまでも何もしない日本

第3章 「食」でがんは克服できる 81

第4章 心を変えればがんは治る 121

第5章

「自然療法」でがんに打ち克った人たち

付章

第1章

自然治癒力を見過ごす日本医療と「近藤理論」を信じると、早死にする

再発がんが簡単に消失したもう1人の症例

私がおこなっている治療の基本は、新潟大学の安保徹名誉教授が提言する「自律神経免疫療法」と呼ばれるもので、『免疫革命』（安保徹著、講談社インターナショナル、２００３年）がベストセラーになったのを契機に一躍有名になりました。

まえがきに「本物のがん」が自然に消失する可能性は10万件に1件程度の確率でしか期待できないという定説を覆し、当院ではけっこう頻繁に起きていると書きました。それがウソでない証拠として、「週刊ポスト」（２００３年12月12日号）に掲載された記事を紹介します。同誌の記者が実際に取材したもので、患者さんの名前は実名です。

こうした『安保理論』にもとづく治療法とはどういうものか、実際に体験した患者に話を聞いた。

「No malignancy（悪性腫瘍なし）」。

そう記された診断報告書を見せてくれたのは都内在住の田口幸喜さん（66歳）だ。報告書の日付は今年10月15日。その4カ月ほど前まで、田口さんは主治医から胃の全摘を宣告されていた。その報告書は、田口さんの体から、がんが「消えた」ことを意味している。００年4月、田口さんは会社の定期検診で、「便潜血反応陽性」の結果が出た。近くの病院（筆者注・東京清瀬市にある複十字病院）で精密検査したところ、大腸に約2センチの悪性腫瘍が見つかった。すぐに内視鏡で切除し、この時は2日間ほどの入院だけで済んだ。

「しかし翌年10月、胃カメラとCTの検査で、胃への転移が発見されたんです。約2センチのがんが2〜3個あるということでした。実は弟を胃がんで亡くしているんですが、まさか、自分まで胃がんになるとは思いませんでした。」

この時は約1カ月入院し、胃の4分の3を切除した。「術後2日間は水も飲めない状態で、ものすごい痛みに苦しみました。でも医師から『これで大丈夫。今後5年は再発もないでしょう』といわれ、手術をして良かったと思っていたんです。ところが、1年後の昨年11月にまたしても再発したのです」

再発を告げられた時は、驚きのあまり言葉も出なかったという。さらに追い討ちをかけるように、医師から「年内には残りの胃を全部取らなければいけない」と宣告された。悩んだ末に田口さんは手術を拒否して、今年2月、別の病院（筆者注・国立がん研究センター中央病院）に転院。内視鏡による部分切除を行なった。が、腫瘍は取り切れず、ここでも「全摘」を告げられる。

「でも、弟が抗がん剤の副作用でもがき苦しんでいる姿を思い出し、どうせダメなら、治療で苦しまずに残り少ない余生を送ろうと考えました。結局、手術をしないことに決めたのです」

田口さんが自律神経免疫療法を知ったのは、6月のこと。さっそく八王子にある素問八王子クリニックを訪れた。

このクリニックは『安保理論』にもとづいて鍼で副交感神経を刺激する「刺絡《しらく》療法」を実践している医療機関のひとつ。田口さんは現在までに、ここで月3〜4回のペースで計19回の治療を受けている。

治療を開始して4カ月が過ぎた頃、前述した「悪性腫瘍が認められない」という検査結果が出た。

「検査は、最初に入院した病院で胃カメラと超音波で行ない、病理でも詳しい検査をしたんですが、結果は悪性腫瘍なし。検査した医師も『手術しないで腫瘍が跡形もなくなることはほとんどない』と驚いていました」

この記事は見開き4ページにわたる特集であり、その一部分を抜粋しました。

ここまでのわずかなページを読むだけで、「近藤理論」の「本物のがんは何をしても治らない」が間違いであることをお分かりいただけたと思います。

日本の「がん死亡率」を欧米なみに下げることは十分に可能

私のクリニックは派手な宣伝をせず、出版による「がん治療の真実」の認知と患者さんの治療に専念してきたので、患者数は多くなく、今までのカルテ総数は3000程度でしかありません。開院してから間もないころの患者さんの中から、まえがきで太田さん、ここで田口さんの事例を紹介したのですが、このような患者さんは大勢いて、過去に出版した本でも事例を紹介しています。

なお、おふたりの例でもお分かりのように、手術や「放射線治療」を受けてもすぐに再発する人が多いのです。もちろん抗がん剤では再発を防ぐことなどまったくできません。むしろ抗がん剤を使うことで再発しやすくなっているはずです（注・33ページ参照）。実際問題として再発・転移を１００パーセント防ぐことができれば、手遅れでがんが発見された患者さん以外は、がんで死ぬことがなくなるわけです。ですから、私が最も力を入れているのが手術後の患者さんに対する再発防止のための治療です。そしてこの分野で、私は誰にも負けないと言い切れる成績を残しています。

再発率を10パーセント減らしただけでも大きなニュースになるはずですが、私のクリニックでは70〜80パーセント減らせています。その詳細は拙著『遺伝子群の働きを正常化すれば、がんは治せる』（現代書林、２０１４年）に記載してありますので参考にしていただければ幸いです。

これだけのことを私ができるということは、ほかの医師たちが真剣に勉強してくれれば日本のがん死亡率を欧米なみに下げることは十分可能だということを意味しているのです。がん患者が増えているにもかかわらず、死亡率は毎年ほぼ一定で減少していない背景には、がんを見つけるだけで無駄な治療ばかりしている証拠だと思えてなりません。

こんなに差がある、日本と欧米の「がん死亡率」

まず次ページにある図1のグラフをご覧ください。これは1947年から2014年までの日本人の「主要死因別粗死亡率年次推移」です。「悪性新生物」は、がんのことです。1960年代には「脳血管疾患」が死因のトップで、「がん」「心疾患」がそれに続くことから、これらが日本人の「死因3大疾患」と呼ばれていました。

ところが1981年、がんが脳血管疾患を抜いてトップに踊りでました。そして、ほかの2大疾患による死亡率が下がるか横ばいになるのとは対照的に、がんによる死亡率は右肩上がりで上昇しています。このため、がんは日本人にとって「国民病」と呼ばれるようになったのです。

つぎに、図2のグラフを見てください。これはNHKのテレビ番組クローズアップ現代が「シリーズ日本のがん医療を問う」のなかで使用した「国別がん粗死亡率年次推移」です。

欧米主要国と日本における「がん死亡率」の推移を比較したもので、1950年の時点では、日本人の「がん死亡率」は欧米よりはるかに低く、トップのイギリスの40

図1　主要死因別粗死亡率年次推移(1947年〜2014年)

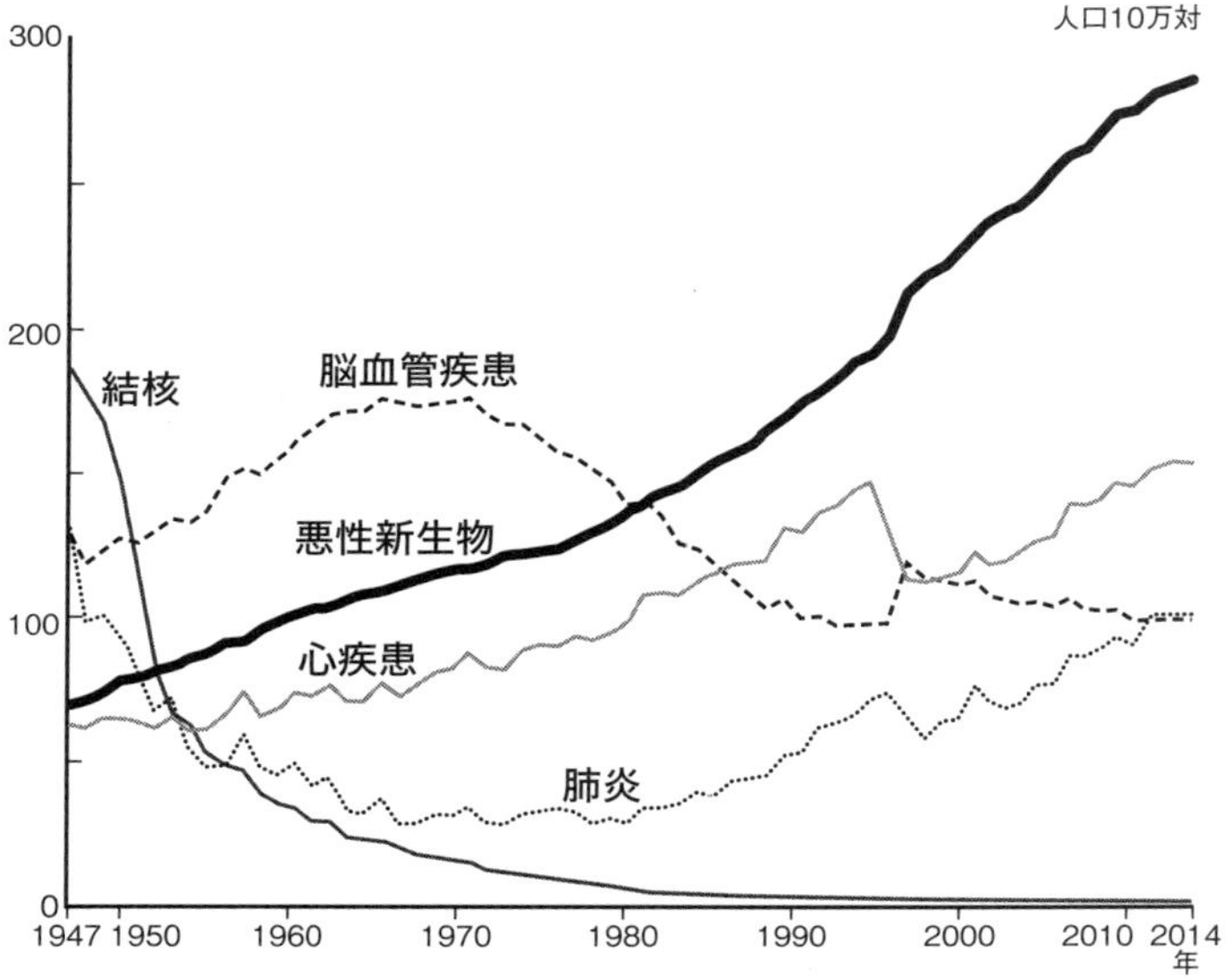

戦後、結核や肺炎などの感染症の死亡率は減少し、がん、心疾患などの生活習慣病の死亡率が増加。がんは1981年から死因の第1位で、最近では総死亡の約3割を占める。
※財団法人がん研究振興財団「がんの統計 '15」より

図2　国別がん粗死亡率年次推移

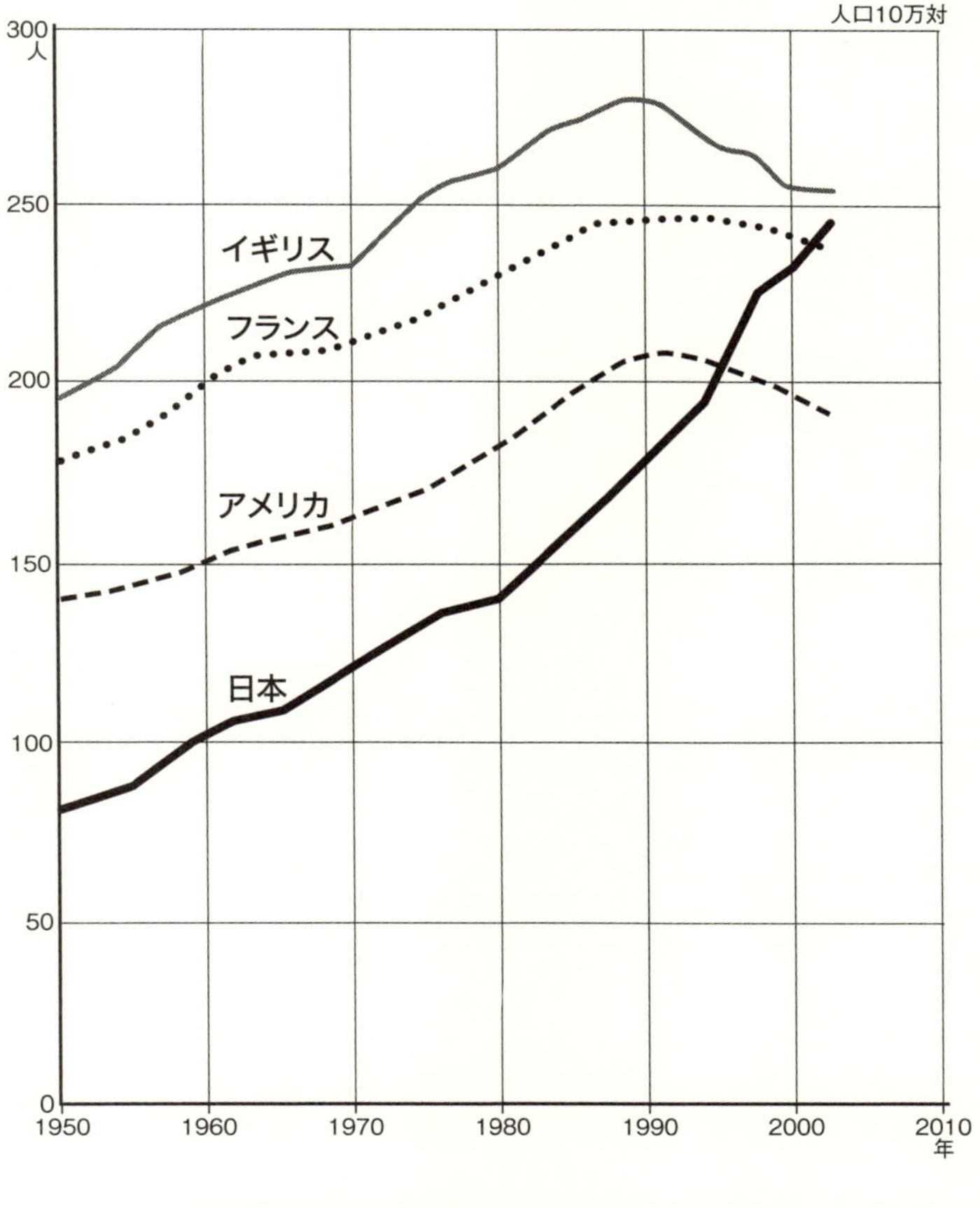

1990年を境に、先進主要国のがん死亡率が軒並み下がり始めたのに対し、日本はさらに上昇を続けている。
※NHKクローズアップ現代「シリーズ日本のがん医療を問う」より

パーセント程度です。その後、年を追って各国とも死亡率が上昇していますが、なかでも日本の上昇率が際立っています。

このグラフを見ると1990年頃を境にして、イギリス・フランス・アメリカのがん死亡率が軒並み下がり始めていることがわかります。ところが逆に日本ではさらに上昇を続け、90年代半ばにはアメリカを抜き、2000年代に入るとフランス、イギリスも追い越し、主要先進国のなかでがん死亡率が1、2を争う高い国になってしまいました。

このグラフを参考に日本も欧米と同じように1990年を境にして下降したと仮定して計算してみると、現在の日本は10万人以上の人が無駄死にしていることがわかると思います。日本国民が欧米と同じ情報を得ていれば日本も同じように死亡率を下げることは可能だったはずです。

図3　アメリカのがん死亡率

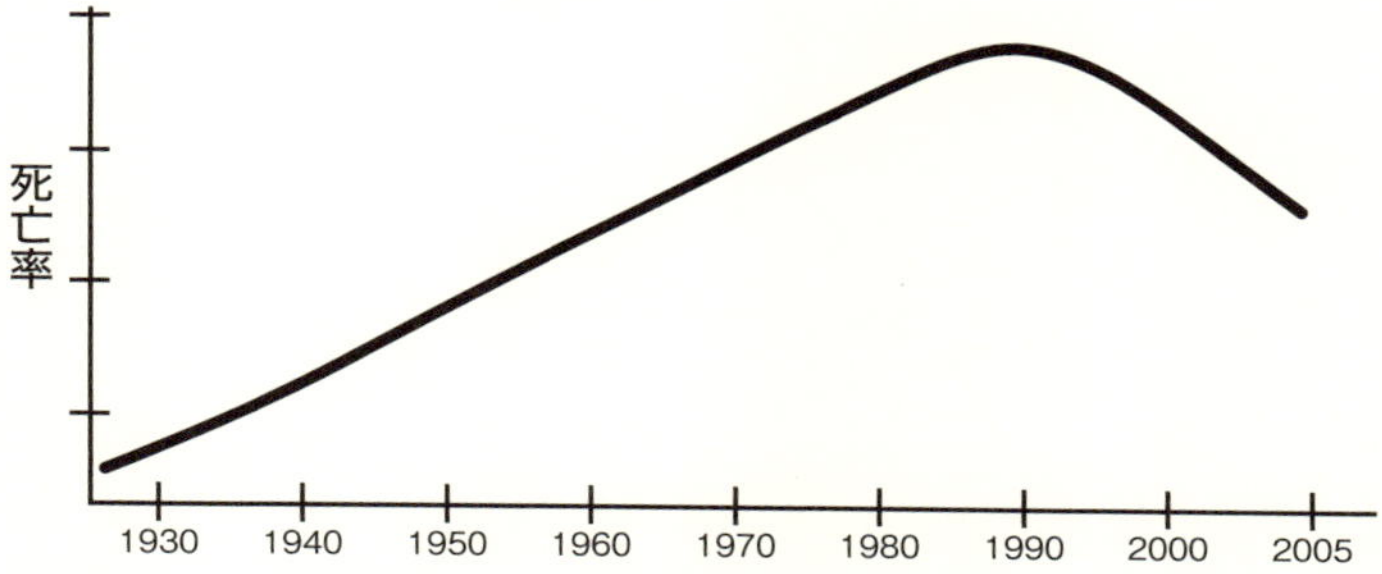

※がん総合情報ポータルサイト「がんのきほん」より

死亡率が低下し続けているアメリカ「がん医療」最前線

どうしてそんなことになったのか、アメリカとの比較で見てみましょう。図3のグラフは、アメリカの「がん死亡率」推移を表したものです。これを見れば一目瞭然ですが、1990年を境に、年を追って「がん死亡率」が低下しています。これをまとめてアメリカがん協会は2013年版発表で「ピークとなった91年から20パーセント減少」と記しています。

「がん死亡率」が上昇し続ける日本と、低下し続けるアメリカ。ここに、日米のがん医療の相違がはっきりと認識できるのです。

また日本では近藤氏の提言する「がん放置」が

ひとつの選択肢のような風潮になっていますが、アメリカの医療現場でそんな指導をする医師がいれば、（あえて近藤式の表現を真似て言いますが）医師免許が剥奪《はくだつ》されてもおかしくありません。これも日本のがん医療との大きな意識の違いでしょう。

アメリカでは1970年代から大統領の号令のもと、国をあげてがんと闘ってきました。「がん征服戦争」と呼ばれるその経緯については、第2章で詳しく述べることにしますが、その成果が1990年代に入って実を結んできたのです。

さらに2013年から画期的な「植物性食品による国際医療会議」（IPBNHC＝International Plant-Based Nutrition Healthcare Conference）がアメリカで始まりました。肉や牛乳に代表される動物性食品中心の食生活から、植物性食品に変えることで、がんをはじめ現代病の予防・治療につなげる研究発表の会議です。この会議の中心は現代西洋医学を代表するアメリカの一流大学の医師や研究者たちによって成り立っていて、2014年からは私も毎年出席しています。

「近藤理論」の抗がん剤批判は正しい

近藤氏は著書『患者よ、がんと闘うな』（文藝春秋、１９９６年）で日本のがん医療を鋭く批判し大きな話題を呼びました。がん専門医の大半は彼の敵側に立ちましたが、彼はひるむことなく次々と新著を出版し、その多くがベストセラーとなっています。大学病院に勤務する現役のがん専門医でありながら、がん医療の現状を批判し続けたことが一般国民に注目されたのだと思います。

私は近藤氏の著書のほとんどすべてを読んでおり、初めのうちこそ正義感の強い誠実な医師という印象を抱いていましたが、次第に独善的な危うさを感じるようになってきました。

がん検診の無効性を主張し標準治療のことごとくを批判する彼に対し、日本のがん専門医は猛反発していますが、抗がん剤治療を否定する部分については私も「近藤理論」に同感です。

そもそも現代西洋医学の薬の多くが化学合成物質であり自然界にないものです。すべての生物は自然界に存在する物質を背景にして進化してきました。人間を含めあらゆる生物は、自然界にない物質を経験したことはなく、そのような未経験の物質には遺伝子がうまく対応できず、その結果、薬を飲むといろいろな異常が体に起きるのですが、その異常をまとめて「副作用」と呼んでいるのです。

漢方薬のように自然界にあるものを原料とする薬には副作用が比較的少ないのに対して、化学合成している薬は副作用だらけで危険にあふれています。

なかでも抗がん剤はその最たる「毒薬」です。一部の血液がんについて有効なことを除けば、治癒どころか正常な細胞をも破壊し、患者を激しい副作用で苦しめ、毒性死にまで至らせる可能性があるのが抗がん剤です。

日本人は、その危険性を近藤氏の発言によって初めて知ったのですが、アメリカの国民や医師は以前から知っていたのです。

米国NCI（アメリカ国立がん研究センター）は、アメリカにおけるがん研究のトップ機関です。日本で言えば国立がん研究センターに相当しますが、医学大国アメリカですからNCIが担《にな》う重みは格段に違います。そのNCIが1985年、驚くべき発表をしました。当時のＮＣＩ、デヴィタ所長がアメリカ議会で次のように証言したのです。

「最近、がん細胞は抗がん剤をぶつけても、自分の中の遺伝子の働きで抗がん剤を無力化させてしまうことが分かった。がんのプロとしての自分は、大きなショックを受けている」

彼は、抗がん剤を無力化させるその遺伝子を「反抗がん剤遺伝子」（ＡＤＧ＝Anti Drug Gene）と呼び、「ＡＤＧの存在により、抗がん剤でがんを治せないことが理論的にはっきりした」と結論づけました。

分かりやすく日本に置き換えて言えば、国立がん研究センター総長が国会で「抗がん剤無効宣言」をしたのです。さらにこの証言の3年後、ＮＣＩは公式レポート『がんの病因学』で、抗がん剤はがんを治せないだけではなく、むしろ増がん剤であるという内容の「抗がん剤有害宣言」までしたのです。

近藤氏は日本で抗がん剤治療を最初に否定し、医学界からのバッシングを受けながらも屈することなく批判を続けてきました。その姿勢には本当に頭が下がります。ただ、そんな彼も「食と病気」および「心と病気」に関しては、残念ながら他のがん専門医たちと同レベルでまったく何も知らないのです。

「近藤理論」の「免疫細胞療法」批判も信用できる

『医者に殺されない47の心得』（アスコム、2012年）は、2013年度の書籍総合売上げのトップとなった大ベストセラーです。刊行後1年間で105万部（合計110万部）といいますから近藤氏の著作のなかでも、いちばん読まれた本でしょう。著者の知名度に加え、「医者に殺されない」という物騒なタイトルが読者の関心をひきつけたのでしょうか。

この本で彼は従来どおり日本のがん標準治療を徹底的に批判しています。それだけでなく、免疫療法もインチキ呼ばわりし完全否定していますが、ひとくちに免疫療法といってもいろいろとあるのです。

この本のなかで近藤氏は「免疫細胞療法」を取り上げて批判しています。がんに対して、免疫力を強化しても無意味で効果がない、というのは欧米の医学界では常識であり、「免疫細胞療法」は見向きもされていない、と述べています。「免疫細胞療法」は日本では「活性化リンパ球療法」とも呼ばれている治療法です。患者の血液を採取し、その中のリンパ球だけを試験管の中で培養して数を増加させた後に、また体内に戻してやる治療法です。

日本で最初に「免疫細胞療法」を始めたのは、故・江川滉二東大名誉教授です。私は彼の経営する瀬田クリニックグループに、2002年の春から夏にかけ週1回の割合で約4カ月間見学した経験があります。がんの治療成績で良い結果が出ているのであれば、私も取り入れたいと考えていたからです。

見学させていただいていた恩義があるので、今までその治療法を批判することはしませんでした。あれから14年が経過し、江川名誉教授も2009年にご逝去されていることから、もう時効であると判断して私の考えを述べさせていただきます。

「免疫細胞療法」は費用が途方もなく高いにもかかわらず治療成績がさっぱりである

ことを知ったので、私はそれに関する勉強をやめることにしました。近藤氏が「免疫細胞療法」について批判する部分は、おおげさな表現を除いてほぼ正しいと思います。

関連したエピソードがあるので実名で紹介します。

今から約4年前、私のクリニックに鴨井京子さんという若い女性から電話がかかってきました。彼女は首都圏にある某免疫細胞療法クリニックで2年間、鍼灸師として働いていると自己紹介し当院を見学させてほしいと述べました。彼女の在籍するクリニックでは、この2年間生存できた進行がんの患者さんが1人もいないと言うのです。

ある程度の肩書きを持った医師を雇って院長にしたうえに、立派な施設で安心感を与え、派手な宣伝を駆使して全国展開してきたクリニックです。経営者は医者ではない素人です。このような実態を知れば近藤氏でなくてもサギと言いたくなるでしょう。鴨井さんは鍼灸師ですががん治療に興味を持っており、多くの書籍を読んで勉強したそうです。それらの多くの本のなかで「がんが治る」と言い切っている医師は私しかいないとのことでした。

実際にお会いして話を聞いてみると、彼女は本当によく勉強していて豊富な知識を持っていました。何度も当院を見学し、治療中の患者さんにも直接会い、当院の実績を自身の目で確認されたのち、間違った治療で苦しんでいる多くの人に正しい情報を提供したいと、免疫細胞療法クリニックを退職して新しい仕事を始めたのです。

「免疫療法に近づくな」の間違い

近藤氏は「欧米では免疫細胞療法は見向きもされないどころか、免疫療法の看板で患者を集める医者はサギ罪に問われる」と言い放っているのですが、彼は自分と考え方の違う人をすぐにサギ師扱いする悪い癖があります。ろくに実態を知らないのに言うことが感情的で極端すぎるのです。

「欧米では免疫細胞療法は見向きもされない」は正しく、事実です。

しかし、「免疫療法の看板で患者を集める医者はサギ罪に問われる」について説明すると、確かにアメリカの歴史を見るとそのような時代があったことは本当ですが、

1970年代の話で、今から40年も昔の話です。1980年代後半ではそのような事実はほとんどなくなっていました。その辺の古い時代のことは本にも書いてありますから、それを読んで現在もそうだろうと勘違いしているのだと思います。

「免疫力を強化しても無意味で効果がない」という部分は彼の思い込みにすぎず、完全な間違いです。食事を含めたライフスタイルの改善で免疫力を上げてやれば大きな効果があるからです。

「日本でおこなわれている免疫と名のつく療法すべてが間違い」という考え方こそ、完全な間違いということになります。免疫力を上げる方法はたくさんあります。正しい食物の摂取や、「笑い」、気持ちの持ち方、運動、更には鍼治療などの物理的刺激によって遺伝子の働きに変化が起きるのです。そして免疫力が上昇し、がんが治るケースが増えてきます。この「遺伝子の働きに変化が起きる」という部分が非常に重要で、これは「エピジェネティクス」という最新の生物学の研究で証明されたことであり、現在では、遺伝子に関する基本的な見方、考え方が180度変わり始めているのです。ついでに言わせてもらうと近藤氏は「エピジェネティクス」についてもまったくご存知ないようです。知っている人であれば、そもそも「放置療法」がベストであるなどという愚かしいことを言うわけがないし、よく理解して実行している医師であれば、がんを治せるようになっているはずだからです。

「エピジェネティクス」については第4章で詳しく述べますが、お読みになれば、私の言っている意味をよく理解できるはずです。

時代遅れの「近藤理論」は日本の恥

近藤氏は人為的に免疫力を上げることは不可能と食事療法も完全否定しています。きちんと勉強したうえで否定するのならいいと思いますが、勉強した形跡は見受けられません。単なる思い込みにすぎないのです。

彼の著作のなかで食事について触れたところを抜粋してみます。

【ステーキやトロを食べなさい！】

僕は最近、がん放置を選んだ患者さんには「ステーキでもトロでもイクラでも、おいしいと思うものは何でも食べて、少し太ったほうが長生きする」とアドバイスしています。

「タマゴと牛乳はカンペキな天然サプリ」

滋養豊富な完全食品。ほとんど添加物もなく、生でも、加熱しても、簡単においしく食べられる。加工食品のマヨネーズ、バター、チーズ、ヨーグルトなども含め、優秀でリーズナブルな食品群。

牛乳も重要な栄養素をバランスよく含み、必須アミノ酸の組成も理想的。カルシウムの含有量は全食品のトップクラス。

「長寿の秘けつは『脂っこいもの』」

体と脳をしっかり維持していくために、生涯、タンパク食と脂肪を十分に摂り続ける必要があります。そのベースとして、「毎日タマゴと牛乳」習慣をおすすめします。

(『医者に殺されない47の心得』アスコム、2012年)

がんを語る第一人者の本だからと、読者は無条件に受け入れてしまうかもしれません。とんでもないことです。こんな食生活を続けていると、がんや心臓病、糖尿病などの現代病になってしまいます。病気にならないようにするなら、絶対に避けるべきことを、彼は堂々と自信たっぷりにすすめているのです。

たとえば「牛乳は完全食品」というような考え方は、今から30年前であれば欧米でも常識として通用しました。その誤りを証明したT・コリン・キャンベル博士でさえ、研究を始めた頃にはそのように思い込んでいたのですから……。博士は酪農家に生まれ育ちましたから特にその思い込みは強かったと思います。しかし、のちに名門マサチューセッツ工科大学で栄養学の研究をスタートしたキャンベル博士は、コーネル大学教授時代に「牛乳の発がん性」を実験によって証明し、さらに中国との共同研究でそれまでの常識が完全に間違いであることを証明して、栄養学のアインシュタインとまで評価されるようになったのです。

欧米のがん死亡率を下げた最大の貢献者がキャンベル博士なのです。

治る可能性のあるがんを「放置」させる「近藤理論」の罪

私は前著『食は現代医療を超えた』（現代書林、２０１５年）で近藤氏に対し、キャンベル博士の著書『チャイナ・スタディー』や論文をお読みになるように呼びかけたのですが、まったく無駄に終わってしまいました。

彼は何かを批判する際に、常にデータや統計に基づいて言っているように見えますが、自分の考え方に都合の良い論文だけを強引に利用する傾向が強すぎます。自分の出した結論（単なる思い込み）にこだわりすぎています。

自分を無類の勉強家であると自負している近藤氏ですが、そうであるなら他者を批判する前に、アメリカの栄養学をリードし、世界を代表する栄養学者の著書くらいは、読んで勉強していただきたいと思います。まえがきでも触れたように彼はアメリカでは笑いものになっているのです。

こんなに無責任でいいかげんな人が書いた本がミリオンセラーになり、「菊池寛賞」という賞までもらっていること自体が日本の恥ですし、更に問題なのは「放置療法」などという愚かな妄言で、治る可能性がある多くの患者の命を奪っていることです。

私は、がんを治せるようになった医師の1人として、今ここで述べたことを強調しておきたいと思います。

「川島なお美さんはもっと生きられた」は無責任な主張

2015年9月、女優の川島なお美さんが肝内胆管がんで亡くなりました。華やかに活躍していた女優で54歳という「早すぎる死」はメディアでも大きく取り上げられました。

月刊「文藝春秋」(2015年11月号)に、「川島なお美さんはもっと生きられた」というタイトルで、近藤氏へのインタビュー記事が掲載されました。その記事の中で、死去のほぼ2年前、川島さんが近藤氏の「近藤誠がん研究所・セカンドオピニオン外来」を訪れていたことが明らかにされています。そこで彼は次のような見解を述べています。

川島さんの検査画像を見る限り転移はなく早期がんと思われたが、胆管がんは、すい臓がんと並ぶ予後のきわめて悪いがんで、いずれ目に見えない転移巣が明らかになってくる可能性が高かった。そうなると切除自体が無意味ということになってしまう。だから、「このまま放っておいても1年で死ぬことはありません。1年以内に死ぬとしたら手術や抗がん剤治療を受けた場合です」というアドバイスをしています。

川島さんは手術を受け、近藤氏のセカンド・オピニオンの2年後に亡くなっています。亡くなる直前の激ヤセした姿が報道されましたが、彼はそれを「手術と食事療法によるもの」と指摘しています。

「胆管がんは、すい臓がんと並ぶ予後のきわめて悪いがんで、いずれ目に見えない転移巣が明らかになってくる可能性が高い」という記載については、その通りだと思います。

当院では、がん専門病院や大学病院ですい臓がんと診断された患者さんが現在3名おられて、それぞれ8年間、4年間、2年間進行が完全に止まっています。そのようなことが可能であるのに「正しい食事療法」を勉強したこともなく、「放置療法」をすすめている近藤氏が「もっと生きられた」などと無責任なことを言うのは、いかがなものでしょうか？

なお、胆のうがんも胆管がんと同じように予後の悪いがんとして知られていますが、川島さんの亡くなる1年前に胆のうがんと診断された患者さんで、手術を拒否して当院の治療を選択した患者さんの経緯を紹介しましょう。みなさんの治療法選択の参考になれば幸いです。

胆のうがん、切らずに4年経過しても進行は完全に停止

埼玉県上尾市在住の佐○徹○さん（初診時41歳・男性）が私のクリニックを訪れたのは2012年8月でした。県内の病院で胆のうがんと診断されてのことです。

胆のうがんは、川島なお美さんの胆管がんと同じように予後の悪いがんですが、佐○さんの場合、腫瘍の大きさが15ミリの早期でしたので、病院の担当医から手術をすすめられました。しかしそれを断り当院を訪れたのです。

紹介状に書かれた所見を読んだ私も、佐○さんに手術をすすめました。早期がんで

あり、可能ならば手術をしたほうが、回復や再発予防に効果的だと考えていたからです。それでも彼は頑として手術を拒みます。

そこで手術はせず当院での治療をスタートしました。私のがん治療法は刺絡《しらく》治療（鍼療法の方法のひとつ）・食事療法・メンタルケアを3本柱としています。これらを同時におこなうことで、人間に本来備わっている自然治癒力を高め、病気の改善・治癒につなげるのです。抗がん剤は言うまでもなく、ほかの薬もいっさい使いませんし服用中の場合は止めていただいています。化学合成した薬は自然治癒力を下げるからです。

佐〇さんは月に2回来院し実に熱心に私の治療法を守ってくれました。前の病院へも定期的に通っていますが、これは検査のためです。当院で刺絡治療とメンタルケアを受け、ご自宅での食事療法をきちんと守った彼の胆のうがんはまったく進行しませんでした。それどころか、来院4カ月後の検査では、初診時の15ミリから11・5ミリと、わずかながら縮小していたのです。

直近の検査では「超音波検査ではまだ影が出るが、がんの箇所に写る血管の拍動がなく、ＣＴでは写らない」とのことです。がんは血管から栄養をもらい成長しますから、拍動が認められないということは、胆のうがんがまったく進行していないことを意味します。

この本が出版されるころには来院から４年が経過しますが、体調良好、元気で仕事に励み、現在は月１回の通院に切り替えています。「放置療法」では絶対に得られない結果です。川島なお美さんも助かったはずとは言いませんが、同じように難しいがんでも、治療法しだいではこれだけの差が出るのです。しかも苦しみはまったくなく、検査数値が軒並み正常化し、精神的な不安も解消されるのです。

乳がんの乳房温存手術後、「放射線治療」なしでも再発はなし

抗がん剤が「毒薬」であると書きましたが、放射線はどうなのでしょうか？

乳がんを例に見てみましょう。乳がんの温存手術を受けた後に無治療の場合、乳房内の再発率は35パーセントですが、「放射線治療」をやるとそれが10パーセントに減少します。これは１９７６年からアメリカでおこなわれた大規模な臨床試験で判明し

た事実です。だから現在も放射線治療がセットになっているのです。

当然ながら「放射線治療」には副作用もあるし、放射線自体が新たながんを生み出すというリスクもあります。更に付け加えると、「放射線治療」後の乳房は弾力性を失って硬くなるというマイナスまであります。

しかし私の「自然療法」では乳房は自然のままで、「放射線治療」なしにもかかわらず、術後乳房内再発率はわずか2～3パーセント強程度に抑えられています。

さて話は変わりますが、私のクリニックに乳がんと同時に妊娠2カ月と診断された患者さんがいました。直前に、親しくしていた友人が抗がん剤と「放射線治療」の副作用で苦しんだ挙句に亡くなった姿を見ていたため、診断されたときのショックは並大抵のものではありませんでした。そのうえ今後のがん治療をおこなうためには妊娠の継続をあきらめたほうがよいとまで主治医に言われたのですから、彼女は悲しみで途方にくれていました。

「自然治療」では有害な薬剤や「放射線治療」をやめてもらうので、体への負担もなく、赤ちゃんもお腹のなかで健やかに育つことが可能であることを説明すると、彼女の悩みは、すっかり消えてなくなりました。

私のすすめを受け入れ、彼女は東京の板橋中央病院で手術を受けました。執刀は乳腺外科の上野貴史医師です。「放射線治療」や「抗がん剤治療」を患者が希望しないときには、いやな顔をせずにその要望に応じてくださる先生です。当院の患者さんが乳がんの手術を希望される際は原則として彼にお願いしています。

その後、彼女は無事にかわいい女の子を出産し、毎年親子3人が笑顔で写っている年賀状をいただいています。今年の年賀状には昨年の入学式の模様が写っていました。もちろん術後の再発もありません。

乳がん温存手術後の乳房内再発を恐れることはない

話を元に戻しますが、先ほど述べたのは温存手術後の乳房内再発率です。再発というと怖いように感じるでしょうが、乳房内の再発は生命の危険とは関係なく、もし再発してもまた手術を受ければよいのです。一般的に言って、本当に恐ろしいのは他の臓器、たとえば肺や肝臓、骨、脳などに転移する場合です。近藤氏が本物のがんといっているのは後者を指しています。本物のがんの再発率は乳がんの場合は約20パーセント程度です。再発防止のためと言われて抗がん剤治療を受けている人が結構多いのですがそれで20パーセント程度という意味です。

ところが私のおこなっている「自然療法」では、わずか3パーセント強程度に抑えられています。現代西洋医学では再発防止はまったくできていないのですが、正しい「自然療法」では簡単にできるのです。

自然治癒力の持っているケタ外れの力については、だれでも実行してみれば体験できることです。体に害がないだけでなく、体の調子がぐんと良くなり、さまざまな検査数値が改善されていくうえに、がんまで消えていく治療法なのです。体の調子が悪くなり、いろいろな検査数値が悪くなっているのに、がんだけは良くなっていくなんていう治療法が存在するわけがないことくらい、子どもでもわかりそうなことです。現実に食事による「自然療法」をおこなう医師がアメリカで1万1000人以上（2014年現在）に増えていることについては拙著『食は現代医療を超えた』（現代書林、２０１５年）でも報告したとおりです。

私はがんを専門にやっていますが、アメリカの医師たちが対象にしているのは、あらゆる生活習慣病です。膠原《こうげん》病まで簡単に治ることが報告されています。

「安保免疫理論」からスタートした私の「自然療法」

私は開院以来、一貫して刺絡《しらく》療法・食事療法・メンタルケアの３本柱の治療を実践しています。

現在は「自然療法」ですが、開院当初は「自律神経免疫療法」を名のっていました。これは、ベストセラー『免疫革命』（講談社、２００３年）の著者として知られる新潟大学の安保徹名誉教授の免疫学理論から生まれたものです。簡単に言えば、自律神経のうちの副交感神経を優位にしてリンパ球を活性化させ、免疫力を高めて病気を治療するという方法です。

安保教授がけん引していた自律神経免疫療法研究会には、当時70名ほどの医師が参加していましたが、医師によって具体的な手法は異なっていますが、基本になっているのが「刺絡治療」です。いわゆる鍼灸で言う「ツボ」を鍼で刺激し、わずかに出血させます。これによって副交感神経を刺激してリンパ球を増やし、さらに活性化するものです。

約5000年前に中国北部で始まったと伝えられている鍼治療は、現存する世界最古の医学書と呼ばれる『黄帝内経《こうていだいけい》』でも詳細が記載されています。ちなみにこの本は今から2400年以上前に書かれていますが、鍼治療はその時点ですでに体系化されており、ひじょうにハイレベルな治療法と評価されています。「刺絡治療」は鍼治療のなかのひとつの手法ですが、数ある鍼治療のなかでも「刺絡」は最も有力なやり方である、と記載されているのです。このように鍼治療は2千数百年前の古代中国から現在に至るまで続く伝統医療ですが、これは最近になってアメリカのＮＩＨ（アメリカ国立衛生研究所）によって再評価されているのです。

始めてすぐに気づいた、再発率の極端な低さ

実際に自分でやってみて思うことは、「安保免疫理論」は確かに素晴らしいという

ことです。がん治療について話しますと、安保教授は、「手術・抗がん剤・放射線」の3大療法すべてを、免疫力を下げるとして否定しています。

私も抗がん剤・放射線についてはまったくそのとおりだと今でも考えています。最初の約2年間は彼の意見に忠実にしたがって、「手術・抗がん剤・放射線」はやらないように患者さんに話していました。しかし、次第に手術に関しては疑問が出てきたのです。手術なしの場合に、経過の悪い人がわずかながら存在したからです。それは経験が少ないための、私の実力不足と考えることもできますが、手術なしでがんが全員良くなるとは常識的に考え難いし、1人でもそのような患者さんが出ると、ご本人はもちろん、私自身がとても辛い気持ちになるという経験をしたからです。

一方で開院直後に気がついたのは、手術後に通院する患者さんたちの再発率が極端に低いということです。

たとえば術後にほぼ100パーセント再発すると言われている「スキルス胃がん」でも、5名の患者さん全員が再発していないこと、同様に再発率が高いはずの「肉腫」の患者さんが3名全員再発しなかったこと。更に、術後2年以内の局所再発率が80パーセント位と報告されている膀胱がんでも6人の患者さん全員が再発せずにいたことなどは、拙著『がんを治す仕組みはあなたの体の中にある』（現代書林、2007年）で発表したとおりです。

この傾向はその後もずっと続いています。たとえば最近について見ると、術後の再発率が50パーセントくらいと報告されている「肺がん」でも、2006年以降に初診で来院された15名の患者さんでは再発率が0パーセントという記録を持続中です。

私が提供する「自然療法」の進化

さて「自然療法」と言うと近藤氏の「放置療法」と、何となく似たニュアンスを感じられるかもしれませんが、まったく違うものです。放置のように何もしないのではなく、人が本来持っている自然治癒力を高めるための積極的な治療法です。

「自然療法」では刺絡《しらく》療法・食事療法・メンタルケアを取り入れています。開院するまでの数年間、私はがん治療について国内外の数多い文献に学び、自分なりの確信を持って、食事療法とメンタルケアを刺絡《しらく》療法と並ぶ基本にすえました。

食事療法について言えば、当初は先駆的な食事療法として世界に知られているゲルソン療法を基本にしていましたが、勉強を重ねていた私はコリン・キャンベル博士の栄養学理論に出会い、プラントベース・ホールフード（3章で後述）の食事を推奨するようになりました。理論だけでなくキャンベル博士は、さまざまな実験や中国での大規模疫学調査などによって、がんと食物の関連を実証づけています。

がんに罹《かか》る原因はさまざまですが、そのなかでも食生活の間違いはいちばん大きな要因です。肉類をはじめとする動物性食品が、私たちの周囲にはあふれています。それらを食べ続けることで生活習慣病と呼ばれるさまざまな病気になることを証明したのですが、がんはその代表的なものです。

自分の食生活を見直し、間違った食事から正しい食事に変える。がんを治そうとする患者さんにとって、それは必要不可欠なことです。

次にメンタルケアです。アメリカには精神神経免疫学（ＰＮＩ＝psycho neuro immunology）という、精神面からがんにアプローチする学問があります。患者さんの考え方や意識をプラス思考に導くことで、がんの改善・治癒につなげるものです。

臨床的には有名なサイモントン博士のイメージ療法や、さまざまな心理療法があり、私もそれらを導入してスタートしましたが、更に進化することになったのです。
このメンタルケアで私が最も影響を受けたのが筑波大学の村上和雄名誉教授です。拙著『がん、自然治癒力のバカ力』（現代書林、２００９年）に村上先生から推薦の言葉を寄せていただいていますが、その冒頭にこうあります。

「私たちの遺伝子の多くは、眠っています。しかし笑いやプラス思考、良い食事などによって、眠っている良い遺伝子のスイッチをオンにすることは十分に可能だと思います」

患者さんの良い遺伝子のスイッチをオンにするため私は、考え方や意識を変えてがんを克服した実例を詳しくお話しすることにしています。国内外の症例や、当院での症例などです。初診時に2、3時間かけることもありますが、ある患者さんは私の話を聞いたあと、来院時の暗い表情が一変し、「先生、もう治ったような気がします」と笑顔で語りました。そして実際に、余命1年と告知されていた右肺腺がんが、治療開始4カ月後にはほとんど消失してしまったのです。

一般的に患者さんは、がん＝死というイメージが強いせいか、ひどい不安感にとらわれています。そのイメージを作っているのは、患者さんを治せず、抗がん剤という「毒薬」を使って死に追いやる間違ったがん治療のせいです。

不安や恐れをいだくことはありません。食事を変え、考え方を変えれば、がんは治せるのです。

こうした治療法を総合的におこなっているのは、日本はもちろん世界でもおそらく私だけだと思います。確信のうえで始めた治療法であり確かな治療実績から、おそらく私以上の実績を残している医師はいないのでないかとひそかに思うようになっていました。しかし何かひとつ足りないと感じていたのは、当初、自分の治療法に科学的な裏付けが乏しいということでした。

しかし、それを一挙に解決してくれたのがアメリカの細胞生物学者ブルース・リプトン博士によって提唱された「エピジェネティクス」と呼ばれる最新の生物学理論です。

現在でもほとんどの医師は、親からもらった遺伝子によってその人の健康状態が支配されていると考えています。これは「遺伝子決定主義」と言われている考え方であり、長い間そのように信じられてきたのですが、その考え方が間違いであることをブルース・リプトン博士が証明したのです。遺伝子は単なる設計図にすぎないのであって、細胞の外からやってくるシグナル、つまり環境が遺伝子の働きを変えることを突き止めたのです。環境によって遺伝子の働きが変わるのであれば、私たちの健康状態を支配しているのは遺伝子ではなく環境だということになります。これがエピジェネティクスの考え方です。

リプトン博士の理論は、それまでの遺伝子学や生物学と比べるとあまりに革新的でした。そのため1985年に理論を発表してから10年間ほどは異端視されていましたが、現在では世界の主流として認められています。

ケタ外れに強い力を発揮する自然治癒力

患者さんで、両肺に200個以上あった肺腺がんがわずか4カ月の治療で消失した例があります。この方は日本のがん治療の総本山と言われる国立がん研究センター中央病院で2010年4月2日と4カ月後の8月2日にCT検査を受けているのですが、4月時点では両肺に無数のがんが写っています。ところがわずか4カ月後にはそれがほとんど消失しているのです。がんが消えた画像を見た担当医は絶句したそうです。

治療した私自身、数多い改善症例のなかでも際立ったものであり、正直、驚きでした。自然治癒力とは、このようにケタ外れに強いのです。

「進行がん消失」という大きな結果を目の前で見ることは大きな喜びですが、私がそれ以上に重視していることは「手術後の再発率」を下げることです。これは目には見えにくいけれども、人の命を救うという医師本来の目標から見ればいちばん大切なことだからです。

再発率を70パーセント、80パーセント減少させることができる。そのようなことを現実にできるようになった今、私はもう誰にも遠慮することなく、堂々とそれを伝えていこうと思います。がんの再発率を50パーセントにできるということは、がんで死ぬ人を半分近くに減らせるということを意味しています。それは「自然治癒力」の力がケタ外れに強いということを同時に意味しているのです。

日本の医師の多くがこれを理解して勉強してくれればそれは可能なのですが、アメリカのようになるには、まだ多くの歳月が必要なのかもしれません。

第2章

国をあげてがんに取り組んだアメリカ、いつまでも何もしない日本

WHO発「肉はアスベスト・タバコ並みの発がん性」の衝撃

2015年10月、WHO（世界保健機関）傘下のIARC（国際がん研究機関）が「肉にはアスベストやタバコ並みの発がん性がある」と発表して、そのニュースが世界を駆け巡りました。日本でも新聞をはじめとするいろいろなメディアが取り上げましたが、うやむやのうちにすぐにこの話題は消えてしまいました。

抗がん剤問題で製薬会社が妨害したように、アメリカの「食と病気」についての研究についても、食品業界や酪農業界、それに医学界までがすさまじい圧力をかけ妨害しました。アメリカでは栄養学のアインシュタインとまで評価されているT・コリン・キャンベル博士は、その模様を自著『チャイナ・スタディー』のなかで妨害者の実名まであげて赤裸々に語っています。

ここで重要なことは、病気に関する研究の世界最高権威であるWHOが、肉・肉加工品の発がん性をはっきりと認めたことです。遅きに失した感もありますが、WHOが認めざるを得ないほど、動物性食品には危険性があり、その研究が進んでいることを知る必要があります。

WHO発表と相前後して、イギリスの研究者たちが、「赤身肉の大量消費は体内のDNAにダメージを与え、がんの発生を引き起こす」という研究論文を、がん専門誌「Cancer Research」に発表しました。その研究では健康な人に、いろいろな食事をしてもらったあとに大腸粘膜の細胞を採取して、発がんの原因となるDNAのダメージの程度を調べました。その結果、赤身肉を食べる人は細胞内のDNAダメージが高くなっていることが確認されました。

がんに向き合う日本とアメリカの差

前章でアメリカ人のがん死亡率が、1991年を境に急速に下がり始め、2013年までに20パーセント低下したことを述べました。一方、日本ではがん罹患《りかん》率も死亡率も、低下どころではなく増え続けています。

どうしてこんな違いが出るのでしょうか。

その理由は明確です。アメリカは大統領自らが陣頭指揮をとって、がんに対し国をあげて総力戦で取り組んできたという歴史を持っていますが、日本はどれも小手先のものに過ぎません。

それともうひとつ、長い間見過ごされてきたことですが、日本の医療制度には世界の先進国には類例を見ないような重大な欠陥があるのです。

古く江戸時代の鎖国政策にまで関係していることですが、それまでの日本の医療と言えば漢方薬と鍼灸治療が中心になっていました。明治時代に入ると、かつて経験したことがないような新しい文化がどっと入ってきました。当然のことですが医療の世界においても同じことが起こりました。新しく入ってきた西洋医学とそれまでの古い日本の医療とでは思考方法の点でも大きな隔たりがありました。いわゆるカルチャーショックですが、その変化があまりにも急であり、その格差があまりにも大きかったために、とんでもないことが法律で決められてしまったのです。

それは明治7年の「医制発布」で国が認める正統的医学システムを現代西洋医学だけに限定してしまったことです。欧米先進国ではどの国も、古くからその国にあった伝統医療（いわゆる代替医療）と現代西洋医学の二本立てになっています。

それに対して日本は、現代西洋医学だけを正しいものと見なし、それ以外の治療法を軽視ないし否定する状況ができあがり100年以上も続いてきたのです。

「食と病気」という重要な問題についても同様です。WHOの重大発表にしても、マスコミの一過性の報道に終わりました。世界最高研究機関が初めて「肉・肉加工品の発がん性」を認めたのです。それも悪性胸膜中皮腫を引き起こすアスベスト、肺がんなど多くのがんの要因であるタバコと同レベルの発がん性です。

重大な事実の隠蔽や軽視によって被害を受けるのは、誰よりも国民です。少なくとも発表内容を精査し、対策を検討する場を設けるべきではないでしょうか。利害関係のない学者・研究者らによる第三者委員会を立ち上げ、調査や討議をおこなうべきだと思います。マスコミがそれを積極的にアピールすれば実現し、日本のがん医療は大きく変わるはずです。

ただ日本の現状を考えると、それも望み薄かもしれません。

遠回りでも国民1人ひとりが、がんについての正しい知識や情報を得ることが、やがて日本のがん医療に風穴をあけることにつながるように思えます。

その知識の前提として、国家をあげてがん問題に取り組んできたアメリカでの経緯をお話ししていきましょう。

ニクソン大統領の「がん征服戦争」発令

アポロ11号の宇宙飛行士が人類初の足跡を月面に印したのは1969年7月20日のことでした。宇宙開発の有人飛行で当時のソ連に一歩遅れをとったアメリカが、総力をあげて達成したのがこの月面着陸でした。

およそ絶対不可能だと思われていたことを成し遂げた科学大国の力を以《も》ってすれば人類が最も恐れている病気もまた、科学の力で征服できるのではないか。

そのような楽観論が台頭するなか、アメリカ議会は「全米がん征服諮問委員会」を設けました。背中を押すように、アメリカ国民も大いに盛り上がりました。「がん征服市民委員会」という団体が1969年12月9日付けの「ニューヨーク・タイムズ」に、次のような全面広告を出したのです。

「ニクソンさん、あなたはがん征服が可能です。天の祈りが聞こえるとすれば、その祈りのほとんどは、〈ああ、神様お願いです。がんに罹らないようにしてください〉というものばかりでしょう。にもかかわらず、去年は31万8000人ががんで死亡しました。さあ、大統領、今こそあなたが持っている権限にものを言わせて、このような呪いに終止符を打ち始めるときなのです」

これらの呼びかけに応じ、膨大な浪費と見られていたアポロ計画は撤退。1971年ニクソン大統領は、医療とそのための研究、とりわけがん治療研究のために特別な支出を提案し、国をあげてがん撲滅に取り組むと宣言しました。「がん征服戦争宣言」です。

それから45年、アメリカにおける死亡率は確かに低下しましたが、がんが多くの人々を死に至らしめる病気であることに変わりはありません。

残念ながら大統領の号令下、アメリカ全土の優れた医師・研究者たちを結集し、科学大国の威信をかけて取り組んだ戦いに敗れてしまったのです。

がん征服戦争の敗北は通常医療、つまり現代西洋医学ががんに負けたということを意味していますが、その頃のアメリカはまだそれに気づいていませんでした。
アメリカが代替医療の価値に気づくにはまだ歳月を要したのです。

上院議会に「栄養問題特別委員会」を設置したフォード大統領

ニクソンのあとを継いだフォード大統領は1975年、ある決断を下しました。当時のアメリカは、がんはもちろん心臓病をはじめ生活習慣病を患う人が急増し、国民医療費が急速に膨れ上がっていました。世界で最も医学が進歩していると考えられているアメリカで、なぜ病人が増え続けているのか？　これは国民の食生活に何か根本的な間違いがあるのではないか？

そう考えた大統領はその疑問を解決すべく、上院議会に「栄養問題特別委員会」を設置し国家的な大調査をするよう指示したのです。その委員会の委員長に任命されたのが、1972年の大統領選挙でニクソンに敗れた民主党のジョージ・マクガバン上院議員でした。

マクガバン委員長は「がん、心臓病をはじめ多くの病気が増えている。そして進歩したとされるアメリカの医学を活用し、巨額の医療費が注ぎ込まれているのに、アメリカ国民は病気ばかり増えて、ますます不健康になるばかりだ。この原因を解明し、根本的な対策を立てないことには、アメリカは病気で滅んでしまう。われわれは何か重大なことを見落としていたのではないか。現代の医学が進歩していると考えていること自体も、間違っていたのではないか」と問題提起をおこないました。

彼の指揮のもとで、栄養問題特別委員会はまず、過去の病気と食生活の変化についての調査を開始しました。19世紀以降におけるアメリカ国民の病気の変化と、それに対応する食生活の変化についての追跡です。すると、150年前には腸チフスや結核など、細菌による伝染病で病死する人が多く、現代病と言われているがん、心臓病、脳卒中などの病気による死亡率がきわめて低いことが判明しました。

更に、ヨーロッパなどの先進国を調査しても、150年前は心臓病やがんなどはほとんど見当たりません。調査地域を広げて世界各国を見てみると、アフリカやアジア、中近東などのいわゆる発展途上国では、過去はもとより現在でも、そうした病気が少ないという事実が分かったのです。

欧米諸国の150年前と現在との違いは何か？　現在の欧米諸国と発展途上国との違いは？

その謎を解決するために栄養問題特別委員会は、国内だけでなく世界中から資料を集め、他国からも証言を求めるなどして、人々の食生活と病気や健康状態との相関関係を分析しました。証人喚問に応じて資料レポートを提出した各国の医師、生物学者、栄養学者など、専門家だけでも実に3000人を超える大がかりな調査です。

しかし、膨大な資料が集まり、数多くの証言がなされるにつれ、かえって解決の糸口さえ見つからず混迷の度を増していきました。委員会発足から「マクガバン・レポート」完成まで2年かかったのも、そのためでした。そんなとき、歴史的な証人が出現したのです。

「先進国ほど発病する」、トロウエル博士の決定的な証言

イギリス王立医学会議の医師であるトロウエル博士は、１９３０年から１９６０年までの30年間、政府から派遣され、アフリカのウガンダなどの国で、政府の顧問医師を務めた経験の持ち主です。

博士はまず、「先進国ではごく普通の病気になっているが、アフリカでの在勤中にこんな病気はなかった」と述べ、具体的な病名をあげていきました。

「消化器系の病気として便秘、盲腸炎、痔、大腸炎、潰瘍性大腸炎、大腸がん、大腸ポリープ、破孔ヘルニア、また代謝及び心臓血管病などとして肥満、糖尿病、虚血性心臓病、動脈硬化症、静脈瘤、静脈血栓症、肺動脈血栓症、胆石、痛風、腎臓結石、脳卒中、高血圧、内分泌関係病などとして甲状腺中毒症、橋本病、アジソン病、低血糖症、リュウマチ性関節炎、多発性硬化症、骨多孔症、変形性骨炎、悪性貧血、乳がん」。どれも欧米人だけでなく、日本人にもよく見られる病名ばかりです。そしてトロウエル博士は、こうした病気がアフリカになかった理由として、「アフリカの黒人たちの食生活と先進国の人々の食生活とは、内容が違っていたからだ」と、その違い

を詳しく証言しました。

そして人種的な体質の違いという要因も踏まえたうえで決定的な指摘をしました。

「アフリカの黒人たちを徴用してイギリス軍に入れる。するとイギリス的な病気にちゃんとなる」

トロウエル博士は、先進国とアフリカの食事の違いについて説明するなかで、「先進国民は動物たんぱく狂だ」などとも決めつけました。このとき、会場では議員たちも傍聴人たちも騒然となったといいます。ケネディ議員などは、博士の証言の途中に割って入り、驚きをこめて次のように語ったことが議事録に残されています。

「われわれはバカだった。われわれは先進国民で、良い食事をしていると思っていた。食事のことは、アフリカの黒人に学ばなければいけない！」

現代西洋医学は栄養のことを知らない片目の医学

こうした証言収集や調査を2年間近くにわたっておこなった結果、「マクガバン・レポート」は重要な結論として、つぎの2点をあげました。

①がん、心臓病、脳卒中などアメリカの6大死因となっている病気は、現代の間違った食生活が原因になって起こる「食原病」である。この間違った食生活を改めることで、これらの病気を予防する以外に先進国民が健康になる方法はない。

②現代の医学は薬や手術といったことだけに偏りすぎた、栄養に盲目な片目の医学であった。このような間違った現象を引き起こしたのは、偏った思考回路が20世紀の医学を支配したためである。それは、病原菌退治の医学の思考回路であり、その結果は、栄養知らずの医者を大量生産してしまった。そしていつの間にか、そのような医者の言うことが、医学のすべてだと考える風潮が世間に浸透し、定着してしまった。栄養に盲目でない医学につくり変える必要がある。

(『がん自然治癒力のバカ力』現代書林、2009年)

「栄養のことを知らない片目の医学」、これは実に痛烈な現代医学への批判です。欧米先進国の食生活と言えば、肉食や乳製品が中心です。大量の肉を毎日消費し、がんをはじめとする現代病患者を大量に生み出している現状、医師たちがそれに対して無知なことを初めて明らかにしたのです。

「がんの原因は食生活にあった」と断定したマクガバン・レポート

「マクガバン・レポート」の画期性は「現代病は現代医学では治らない」と明言した点です。がんは現代病の代表であり、このレポートはニクソン大統領の「がん征服戦争」に、別の視点から回答を出したとも言えます。

栄養について盲目な現代医学の欠陥を補うべく、アメリカ政府はマクガバン・レポートに基づき国民の食生活に関する新政策を矢継ぎ早に打ち出すようになりました。

レポート発表の2年後の1979年には早速、健康な食生活のための数値目標を定めた「ヘルシーピープル」を発表しました。これは1991年から始まった「ヘルシーピープル2000」へと続き、さらにその後には「ヘルシーピープル2010」が実施されました。

肉類など動物性タンパク摂取に偏っていたアメリカ国民の食生活改善を図るこの政策に対し、食肉企業を中心にした関連業界から巻き返しのキャンペーンなど、さまざまな妨害活動がおこなわれました。それでも政府は施策を進め、一定の効果をあげるようになったのです。

たとえば「ヘルシーピープル2000」の達成報告書では、全319項目のうち15パーセントが「達成」、44パーセントが「達成に向けて改善」、18パーセントが「悪化」という判定結果が公表されています。注目していただきたいのは、その内容です。悪化したのは糖尿病の発生率と死亡率、肥満の増加などで、達成したのは肺がん死亡率、乳がん死亡率、大腸がん死亡率などです。がんに関するその他の項目も、概ね達成に向けて改善されているという判定が出ています。

つまり、前述した「1991年をピークに、アメリカのがん死亡率が低下し始めた」という統計の裏付けが取れたのですが、これにはヘルシーピープル政策だけでなく、食生活に関するさまざまな取り組みがかかわっています。

アメリカの全科学分野の頂点に立つアメリカ国立科学アカデミーが1982年、重要な研究報告書を発表しました。「食・栄養とがん」と題されたその報告書作成の中心人物となったのがコリン・キャンベル博士です。そこには食習慣の改善ががん予防につながることが明記されており、その後、アメリカ国民だけでなく世界中の人々が、食と栄養の重要さを再認識するきっかけになったのです。

1990年には「デザイナーフードプロジェクト」がスタートしています。これは植物性食品によるがん予防の効果に焦点を当てたNCI（アメリカ国立がん研究センター）の試みです。がん予防に有効と思われる食品約40種を選び出し、それぞれの重要度を示すピラミッド型の図を作成して、積極的な摂取を呼びかけました。

こうして見てくると、がんに対するアメリカの取り組み方の真剣さ、徹底ぶりがよくわかると思います。ただ、「マクガバン・レポート」をきっかけにした諸政策は、がんなどの予防に焦点を当てた食生活の見直しです。

その一方、がん治療の現状に絞って調査したのが「ＯＴＡレポート」であり、これこそがアメリカのがん医療を根本から見直す契機になったのです。

「国立がん研究所」と「がん協会」を徹底批判したＯＴＡレポート

ＯＴＡ（アメリカ議会技術評価局）は政策の立案に当たって基礎調査をおこなう専門部門です。このＯＴＡが３年をかけてがんの通常療法（現代西洋医学）と非通常療法（代替医療）について調査を実施し、その結果を膨大なレポートにまとめました。

１９８７年にアメリカの上下両院議員40名は、連名でＯＴＡに非通常療法について調査するための専門プロジェクトを発足させ、次のような主張をしました。

「通常療法では治らないとされている末期がん患者が非通常療法でたくさん治っている。議会はこれらの療法のことを詳しく調べ、国民に知らせる義務がある」

こうして発足したＯＴＡのヘルス・プロジェクトは非通常療法について調べるとともに、主流となっている通常療法に関しても独自に調査し、両者の比較検討などをおこないました。

「ＯＴＡレポート」は非通常療法による効果を数多く紹介したうえで、通常療法の欠陥を指摘し、ＮＣＩ（アメリカ国立がん研究センター）やＡＣＳ（アメリカがん協会）などに厳しい批判と叱責を加えたのです。

抗がん剤ははたしてその使用を正当化するだけの根拠があるのかという疑問まで持ち出して、ＮＣＩに対し、「これでは国民のガンセンターとは言いがたい」とまでその責任を追及しています。

さらに、がんの通常療法には過去数十年ほとんど見るべき進歩がなかったと指摘して、１９７１年にニクソン大統領が号令を発した「がん征服戦争」は、まったくの敗北に終わったことを公式に決定づけ、ダメ押ししたのが「ＯＴＡレポート」だったのです。

代替医療が現代西洋医学を超えた１９９２年

現代西洋医学側の弾圧にもかかわらず、代替医療が国民の支持を得るようになったのは、まず知識人層の動きがきっかけでした。現代西洋医学に疑問を抱き始めたアメリカの知識人たちが、抗がん剤や放射線治療の危険性を認識し、それに代わるものとして代替医療に注目したのです。彼らはさまざまなネットワークを通じて代替療法を探し、積極的にそれを受けるようになりました。

この流れは、知識人層から一般国民へと広がっていき、やがて決定的になったのが1992年でした。この年、アメリカ国民が代替医療に費やした年間費用が通常医療の病院に支払った費用を初めて上回ったのです。それまで現代西洋医学側から隅っこに追いやられていた代替医療へ、アメリカ国民が自ら選択の方向を変えたわけです。

こうした流れを受け、同じ1992年にアメリカ政府もまた画期的な一歩を踏み出しました。前にも少し触れましたが、日本の厚労省に当たるNIH（アメリカ国立衛生研究所）に「代替医療部」が初めて設置されたのです。そして、それがNCIなどと同格の国家機関であるNCCAM（国立補完代替医療センター）に昇格しました。

晴れて表舞台に登場した代替医療ですが、これには実に多種多様なものが含まれています。がん治療関連に限ってみても、漢方薬や鍼灸に代表される中国医学、やはり古代から続くインド医学などの伝統医療、食事療法のゲルソン療法やマクロビオティック療法、各種免疫療法、イメージ療法、催眠療法、瞑想法などの心理療法、さらには多くの民間療法からサプリメントまで数えきれないほどあります。

玉石混交というのが実情で、NIHの代替医療部はそれらを整理するとともに、有効性が認められ、評価に値するものに対して支援するという目的のために設置されました。この作業にはハーバード大学、カリフォルニア大学、スタンフォード大学など全米13箇所の大学や研究所が加わっています。

代替医療の研究評価はアメリカにとどまらず、イギリスをはじめとするヨーロッパ各国でも始まりました。イギリスでは「補完医療」と呼ばれ、かつてヨーロッパの医療の主流だったホメオパシーなどが再評価されています。

そうした世界の流れのなかで見ると、わが日本ははるかに遅れていると言わざるを得ません。現代西洋医学と代替医療を結びつける「統合医療」の組織はできていますが、まだ確かな道筋は描けていません。がん治療に関しては、まったく古い体質のままです。アメリカが国をあげて取り組み、それによってがん死亡率を低下させた「食物とがん」についても、無知無関心という状況です。

第3章

「食」でがんは克服できる

「病気と食」の関係に気付いた先駆者たち

第2章で述べたように、「食と病気」に関しての証言台に立ったイギリス王立会議の医師トロウエル博士は、先進国に見られるがんなどの現代病がアフリカの黒人たちにはないことをあげ、それは食生活の違いにあると証言しました。

そして彼は「アフリカの黒人を徴用してイギリス軍に入れると、ちゃんとイギリス的な病気になる」と述べ、さらに「先進国民は動物タンパク狂」だと指摘しました。

つまり、肉食中心の先進国の食生活に変えると、すぐに現代病に罹《かか》ってしまうと言っているのです。同じように、食生活の違いと病気の発生について気がついた医師は世界中に大勢います。

世界初、がんを「食」で治したゲルソン療法

ドイツ生まれのマックス・ゲルソン博士は、結核がまだ不治の病とされていた1920年代、ミュンヘン大学医学部で結核部の部長を務めていました。彼は結核患者に

人参をはじめとした無農薬、有機栽培の野菜や果物をしぼって作ったジュースやスープを食べさせ、多くの患者を治したことで有名になりました。

しかし当時のドイツでは、次々と新薬を開発し大きな利潤を上げようとする空気が充満しており、薬を使わない治療法を提唱するゲルソン博士は、母国からの迫害によりイギリスに移住せざるを得ませんでした。しかしそこでも医学界からの妨害を受けアメリカへ渡り、「ゲルソン療法」に基づく独自の病院を開院することになりました。

あるとき、食事療法で結核が治るのならがんも治せないかと、一縷《いちる》の望みをかけた患者から相談を受けました。その熱意に負けて試してみると、末期がんに対しても一定の効果があることが判明しました。そこで博士はがん治療としての食事療法研究に取り組み、のちにまとめた著書が『A Cancer Therapy』です。日本では『ガン食事療法全書』（徳間書店、1989年）として出版されています。彼は1959年に亡くなっていますので、没後30年にようやく日本で出版されたわけです。

ゲルソン博士はがんを全身の退化病と捉え、現代文明との関連から解き明かしています。酵素、ビタミン、ミネラルを重視し、土壌の大切さを説き、全身の臓器のなかでも肝機能を特に重視して、慢性の退化病における肝臓の治療法の開発に言及するなど、今から60年以上も前によくもまあこれだけのことが書けたものだと感嘆してしまいます。

がんをはじめとする生活習慣病と、栄養との関係が重要であることを、「マクガバン・レポート」が発表される40年以上も前に、独力で究めていたのですから、驚くしかありません。ですがゲルソン博士はがんの治療で有名になると、またもや西洋医学側からの迫害を受けるようになり、結核患者を指導した結果をまとめた『500人の完全治癒の記録』の出版直前の1959年に急死しています。

しかし、天才は天才を知ると言います。1952年にノーベル平和賞を受賞したシュバイツァー博士は「マックス・ゲルソンは歴史上の天才だ。彼を迫害する現代の医学は間違っている。20世紀の医学はのちに、医学の暗黒時代であったと言われるだろう」と、ゲルソンへの絶賛と現代医学への痛烈な批判の言葉を述べています。

ゲルソン博士の死は抗がん剤の利権をめぐる暗殺説もありますが、現在、娘のシャルロッテ・ゲルソン医師の手で「ゲルソン療法」専門病院は引き継がれています。また昨今では、NIH（アメリカ国立衛生研究所）が「ゲルソン療法」の有効性を再評価しています。

移民労働者は高齢者ほど元気なことに気付いた、マクドゥーガル博士

アメリカ人医師のジョン・A・マクドゥーガル博士は、1972年に研修医としてハワイに赴任、大規模な砂糖農園で医師活動をスタートしましたが、ここで不思議な現象にぶつかったのです。

農園には日系人を中心としたアジア系の移民たち5000人ほどが働いていました。青年から高齢者まで3世代、4世代にまたがっていましたが、高齢の労働者ほど元気だったのです。80歳を超える人も多くいましたが、彼らはアメリカ本土の高齢者とはまったく違っていました。本土でのその年齢層の老人たちは、心臓疾患、前立腺がん、大腸がん、リウマチ、多発性硬化症など何らかの病気を抱えているのが通常です。

ところが、農園のアジア系高齢者たちはそれらの病気には無縁で、80～90歳になっても元気に働いていました。彼らは移民第1世代ですが、その子どもの第2世代になるとやや不健康、さらに孫の第3世代以降では、本土のアメリカ人同様、肥満や糖尿病、心臓病などを抱え悩んでいました。

この奇妙な現象に関心を持ったマクドゥーガル博士は、移民労働者の食生活と健康状態に関連があるのではと考え、詳しく調査をしました。その結果、きわめて重要なことに気づいたのです。博士はその結論をこう語りました。

「上の世代では米と野菜を多く食べていました。出身地で食べていたものと同じものです。子どもたちの世代になると、食事は欧米化していきました。そしてやがて分かったことは、植物性食品から動物性食品に変えると、とたんに病気になるということです」

ハワイの農園で食と病気の関連性に気づいた彼は、その後も研究を続け、患者さんを指導しました。すると食事を変えると結果はすぐに出ることも判明、のちに12冊に及ぶ著書も出版しました。この素晴らしい結果を見れば、動物性食品が病気を引き起こすことは誰でも理解できますし、食事を改めるはずと博士は考えましたが、実際にはそうはならず、逆に、アメリカ人は脂と乳製品たっぷりの食事をしましょうと奨励されていったのです。

しかし、彼の本を読んだカナダ人のある乳がん患者が博士を訪ね、「食事療法を受けたい」と申し出ました。その患者さんに博士が指示した食事療法は「動物性食品と油脂分をやめ、穀物は全粒粉、果物や野菜を多く」というものでした。1982年のことです。

彼女はそれを忠実に守り、乳がんを克服したばかりか、のちに最も過酷なスポーツと言われるトライアスロンの選手になり、30年経った現在も活躍しています。カナダ・バンクーバー在住のルース・ハイドリックさんがその人です。

「栄養学のアインシュタイン」キャンベル博士

ゲルソン博士の死後、数々の実験や大規模調査によって動物性食品の発がん性を証明し、植物性食品によるがんの予防・治療に決定的な理論を確立したのがT・コリン・キャンベル博士です。

アメリカの名門コーネル大学、栄養生化学部名誉教授のキャンベル博士は40年余りにわたり、栄養学研究の第一線で活躍。「栄養学のアインシュタイン」と称される世界的権威です。彼の研究内容についてはこのあと詳しく辿りますが、理解しやすいように先に時系列で業績をまとめておきます。

彼は1960年代後半に早くも、動物性タンパクの発がん性を実験によって立証しました。1982年にはアメリカ政府の依頼を受け、NAS（全米科学アカデミー）の報告書「食物・栄養とがん」をまとめましたが、そのなかで博士は、「動物性食品の過剰摂取ががんの強力な要因となっている」と明確に指摘しています。2015年10月にWHOが発表した「肉・肉加工品の発がん性」についての指摘に先立つこと、実に33年も前です。

この全米科学アカデミー報告書と同じころ、キャンベル博士は中国における大規模な疫学調査を開始しています。これはコーネル大学、オックスフォード大学、中国予防医学研究所による共同研究で、「チャイナ・プロジェクト」と呼ばれました。10年にも及ぶこの調査は「ニューヨーク・タイムズ」が「疫学史上のグランプリ」と評しましたが、その陣頭指揮をとったのがキャンベル博士です。1990年、彼はその調査結果を論文「中国における食と習慣と死亡率」にまとめました。

博士の執筆論文は300以上に及び、権威ある科学誌・医学誌に掲載されましたが、長年の研究生活の集大成として書き上げた著作が『チャイナ・スタディー』です。先ほど述べたチャイナ・プロジェクトがベースになっていますが、それだけにとどまりません。自分自身の生い立ちからさまざまな実験や調査研究、そこから得た食物と病気についての画期的な結論、それを国民に訴えた警告が、食品業界や製薬業界、医学界などからいかに妨害されたかに至るまで、詳細に書かれています。

文字通り集大成と呼ぶにふさわしいこの著書によって、キャンベル博士は2011年、「地球環境のノーベル賞」の別称を持つ国際的権威のある「カターヴァ賞」を受賞しました。

彼の訳書は日本でも出版されています。翻訳はナチュラル・ハイジーン（自然健康法）の日本における第一人者である松田麻美子さんで、アメリカの「食と病気」の最新研究報告を紹介する「植物性食品による国際医療会議」（ＩＰＢＮＨＣ）に私を誘って、キャンベル博士に引き合わせてくれたのも彼女です。

２０１０年に、キャンベル博士の著書を初めて読んだ私は、言葉にならないほど感動しました。博士は「食と病気」、ことにがんとの関連について徹底的な調査や実験をおこない、牛乳をはじめとする動物性食品によってがんが発生する仕組みをみごとに解明していたのです。そして動物性食品をやめ、プラントベース・ホールフード（精製していない植物を丸ごと食べるという意味）に切り替えることでがんは予防できるし、罹《かか》っても病状を改善、さらには治癒できることを科学的に証明しています。

開院以来、「ゲルソン療法」を基本にしていた私にとってキャンベル理論はより高次なレベルに導いてくれるものとなりました。これまでやってきた自分の治療法は間違っていなかった、この正しい道をさらに進んでいきなさい、そう背中を押してくれたのがキャンベル博士なのです。

実は、動物性食品の生産性を上げることから始まったキャンベル博士の研究

コリン・キャンベル博士は酪農家に生まれ、乳牛の飼育という家業に誇りを抱き、「牛乳は完全食品」と信じてやまない少年でした。彼の青少年時代は、アメリカ人の食生活が急速に動物性食品中心になっていった時期です。

コーネル大学に学んだキャンベル青年は同大学院を経て、アメリカの超一流大学MIT（マサチューセッツ工科大学）での栄養学研究所で研究者としてのスタートを切りました。動物栄養学と生化学を専攻した彼の研究テーマは、肉や牛乳、卵など動物性食品の生産性を上げることでした。

タンパク質には動物性と植物性がありますが、アメリカをはじめ先進国では、タンパク質と言えば動物性という考え方が根付いていました。それらの生産性を高める研究は若きキャンベル博士にとって、生家のような酪農業を振興させることはもちろん、国民全体の健康を守り高めようという思いがこもった仕事だったのでしょう。一

方で彼は生化学者として、有害な化学物質ダイオキシンの発見に貢献しています。また、化学物質のなかで最も強力な発がん物質アフラトキシンも研究テーマでした。

１９６５年、キャンベル博士は31歳という若さでバージニア工科大学教授に就任しました。当時、後進国には栄養失調の子どもがあふれており、アメリカの栄養学会では動物性タンパク質の欠如が原因と捉え、国際的な栄養計画が策定され、この計画の一環で、彼はフィリピンへ調査に赴くことになりました。

もちろん「動物性タンパク質信奉者」としてのフィリピン調査でしたが、ここでの研究がキャンベル博士の重要な転機となったのです。

「良質な食事」で肝臓がんが多発したフィリピンの子どもたち

フィリピンの子どもたちの栄養改善に取り組んでいたコリン・キャンベル博士は、奇妙な現象に気づきました。首都マニラなどの都市部の子どもに肝臓がんが多いことを知ったのです。肝臓がんはアメリカやヨーロッパあるいは日本でも、通常は中高年に多い病気です。不思議な現象に首をひねった博士は、当時のマルコス大統領の顧問も務めたフィリピン医師から意外な話を聞きました。

それは、「裕福な家庭で良質の食事を与えられている子どもに肝臓がんが多い」というものです。「良質の食事」とは肉類や牛乳など高タンパクの食事であり、それが欠けることで肝臓がんを発症するという考えが栄養学の定説であり、博士もそれを信じていましたから、よけい首をひねるばかりでした。

あるとき、キャンベル博士はある医学誌に掲載された論文に目を留めました。インドの学者による研究論文で、「ネズミの肝臓がんとタンパク質摂取」に関する実験の報告でした。

その実験はラット（以下ネズミ）を2グループに分け、一方には発がん物質アフラトキシンを与えたあと、動物性タンパク質20パーセントを含む食事で育て、別のグループのネズミにも同量のアフラトキシンを与えたあと、タンパク質の量を5パーセントにした食事を与えるという方法でおこなわれていました。

実験の結果、20パーセントタンパク食のネズミはみな、肝臓がんとその前駆病変を起こしましたが、5パーセントタンパク食のネズミは1匹として肝臓がんや病変を起こさなかったのです。その比率は実に「100対0」という決定的なほど明確なものでした。

キャンベル博士は実験結果に驚きながらも、自身がフィリピンで調査観察した「最も肝臓がんに罹《かか》りやすいのは、タンパク質摂取量が多い子どもたち」という現象と一致することを認めざるを得ませんでした。

まだ半信半疑だった彼は、がん発生と栄養についての専門家である先輩教授に論文で読んだ実験の話をしました。しかし「檻の中のネズミの数を取り違えたんだろう。高タンパクの食事ががんの発生を増大させるなんてことは絶対にない」と、インドの論文を一蹴されました。

自らも「高タンパク信奉者」だったキャンベル博士は、ここで研究者としての岐路に立たされます。学界の定説を覆す研究には公的助成が得られない可能性などのハンディがあります。それより何より、動物性タンパク質の危険性を明らかにすることは、自分の生まれ育った酪農業の仕事を否定することにもつながります。

しかし、ここからが彼の科学的パイオニアとしての偉大なところですが、アメリカに戻ったあと、コーネル大学の自分の研究室で学生たちとともにインドの実験論文を見直し、細かく条件を変えて綿密な検証実験に取り組んだのです。

動物性タンパク質とがん発症の関連性を証明

コリン・キャンベル博士はまず、インドでおこなわれた実験の再現実験を実施しました。ネズミに発がん物質アフラトキシンを与えたあと、食事内容をタンパク質20パーセントと5パーセントのグループに分けて観察する方法です。その結果、20パーセントタンパク食のほうが、がんによる病巣を形成していく率がずっと高いという、インドの実験とほぼ同じ結論が得られました。

次いでキャンベル博士は、実験条件を変え、高レベルのアフラトキシンを与えたグループに低タンパク食を、逆に低レベルのアフラトキシンのグループには高タンパク食を与え比較してみました。すると、高レベルの発がん物質が与えられたにもかかわらず、低タンパク食ならがんがわずかしか発症しなかったのです。つまり、食事のタンパク質を減らすことで、がんの成長が抑えられることが証明できたわけで、それを表しているのが図4のグラフです。

高タンパク質の食事の危険性を実証した博士は、更なる応用実験に取り組みました。タンパク質の量を一定に留めるのではなく、3週間ごとに4パーセントから24パーセントの間で交互に条件を変えてみることにしたのです。

なぜ、そのような条件を設定したのでしょうか？　がんの増殖を考えるとき、具体的にどれだけの量がタンパク質過剰となり、逆にどれだけの量が過少になるのかが、きわめて重要なテーマだからです。過剰な場合にがんが増殖するという問題のほかに、過少となった場合に起こる栄養失調の問題、成長期における子どもの発育にまで影響する問題です。彼自身、これを研究のなかでも最も重要なものと位置づけています。

その実験で、ネズミに4～24パーセントの範囲内のタンパク食を与えて調べたところ、タンパク質量が10パーセントまでだと「病巣の成長」はなく、10パーセントを超えると、タンパク質の増加に伴い、「病巣の成長」が激増したと、キャンベル博士は述べています。

そして最も重大な発見として、動物性タンパク質が必要量を満たし、定量を超え

図4　発がん性物質の投与量とタンパク質摂取量の関係

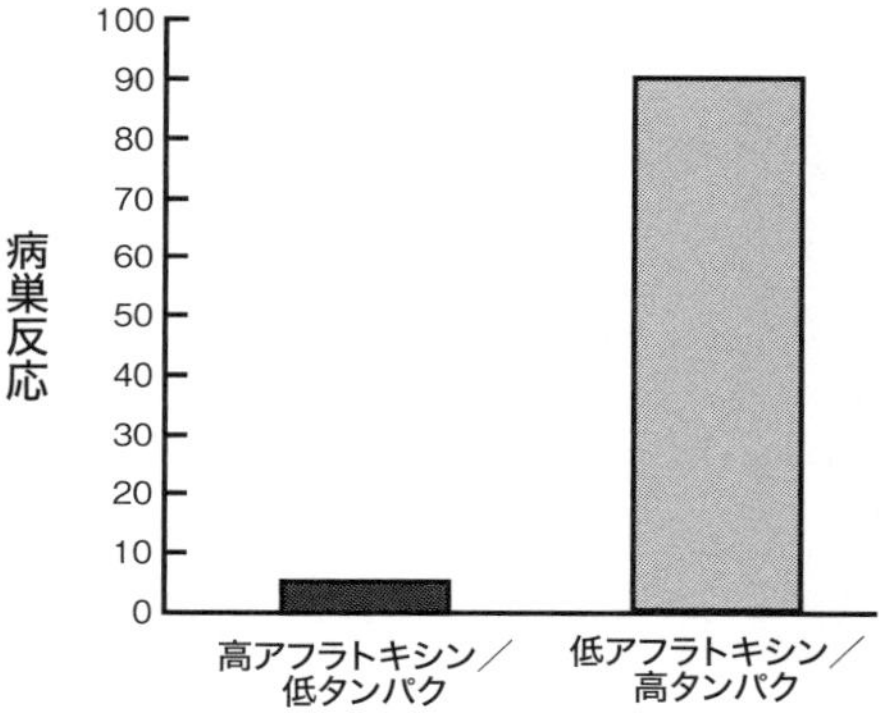

ネズミに高レベルの発がん物質アフラトキシンを与えても、低タンパク質の食餌の場合、病巣はわずかしか発現しない。一方、発がん物質アフラトキシンのレベルが低くても、高タンパクの食餌のネズミの場合は、病巣の発現が著しくなる。

※コリン・キャンベル『チャイナ・スタディー』(グスコー出版)より

たときに病気が始まることを指摘しています。

実に明解な結論を導いたあと、キャンベル博士は実際の食生活に視点を移し、最も大切な問題点をふたつ指摘しています。

①人間にとって、タンパク質はどれだけの量が必要なのか？

②どのような種類のタンパク質が、人間にとっての必要量を満たせるのか？

この問題に対し、彼は次のように答えています。

①過去40～50年の間、いろいろな研究によってさまざまなタンパク質必要量／推奨量が発表されてきたが、現在、多くの専門家や公的機関の合意のもとでの推奨量は、総摂取カロリーの8～12パーセント（平均10パーセント）となっている。この数字は、成長率が最もめざましい子どもから妊娠中の女性たちまで、すべての人の必要量を満たし、全般的な健康を維持していくうえで十分な量である。

②プラントベース・ホールフードは、十分なタンパク質を含んでいる。タンパク質の量が比較的少ないジャガイモ（カロリー当たりのタンパク質含有量7・1～8・4パーセント）しか食べなくても、必要量に近い量を摂取できる。プラントベースの食事をする人は、毎日1種類以上の食品を摂ることになるので、食事中のタンパク質は実際には総摂取カロリーの8～12パーセントの範囲になる。特にタンパク質が豊富な緑黄色野菜（同含有量42～44パーセント）や豆類（同含有量24～36パーセント）が食事に含まれていれば、タンパク質の摂取は万全だ。

（『チャイナ・スタディー』グスコー出版、2016年）

図5　タンパク質の種類と病巣反応の関係

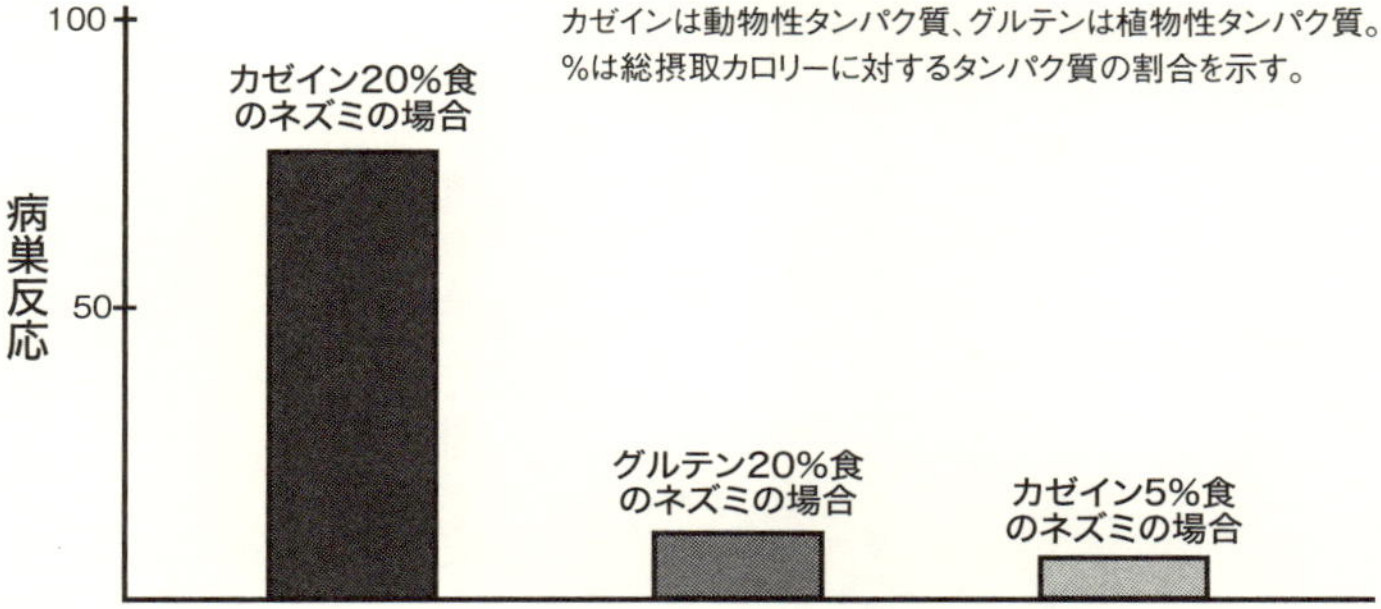

カゼインは動物性タンパク質、グルテンは植物性タンパク質。
%は総摂取カロリーに対するタンパク質の割合を示す。

植物性タンパク質グルテンを餌にしたネズミは動物性タンパク質カゼインを餌にしたネズミに比べ、病巣の発現は著しく低い。
※コリン・キャンベル『チャイナ・スタディー』(グスコー出版)より

がんを増殖させない、植物性タンパク質

みなさんがご存じのように、タンパク質には動物性と植物性があります。ここまで紹介した実験で、コリン・キャンベル博士が使用したタンパク質は牛乳のタンパク質の87パーセントを構成している「カゼイン」で動物性タンパク質にほかなりません。

彼は、動物性と植物性のタンパク質による病巣反応を比較した実験もおこなっています。その結果が図5のグラフです。

植物性タンパク質としては、小麦タンパクのグルテンが使用されています。グラフ

を見れば一目瞭然ですが、博士はこれら一連の実験によって、動物性タンパク質の発がん性を証明しました。また、逆に植物性タンパク質では、たとえ高レベルの量を摂取したとしても、がんの増殖を促進させることはないという結論に至ったのです。

現代病を防ぐ唯一の方法は「プラントベース・ホールフード」の食事

コリン・キャンベル博士は実験で得た結論に基づき、「がんなどの現代病を防ぐには、動物性食品をやめ、プラントベース・ホールフードの食生活に切り替えるべき」と警鐘を鳴らしました。その食生活は、植物性中心の未精製・未加工な食品を丸ごと食べることを意味しています。生野菜・果物を基本とした食事で、肉や卵のかわりに野菜サラダを、白米をやめて玄米を、と言うとイメージがしやすいかと思います。もっとわかりやすく言えば「野菜・果物および玄米が中心」となる食事でしょうか。

全米科学アカデミー報告書をはじめ、さまざまな論文を執筆した博士ですが、「動物性タンパク質＝肉・牛乳＝健康・パワー」という根強い図式が刷り込まれているアメリカ人の食卓はなかなか変わりませんでした。

この刷り込みをおこなったのは酪農業を含む食品業界であり、それらをスポンサーとする新聞やテレビなどのメディアです。また、薬を必要としない食事療法に対しては、自分たちの利益を損ねるものとして医学界・製薬業界が手を組んで反対妨害活動をおこなったのです。

※アメリカで実際にどのような妨害がおこなわれたかについて、博士は著書『チャイナ・スタディー』で実名や団体名をあげて詳細に報告しています。出版社の了解を得ましたので、これを巻末に付章として掲載します。生命という最も尊いものに対してさえ、このような汚いことが実際に起きているのです。

中国での史上最大規模の疫学調査

しかしコリン・キャンベル博士は屈しませんでした。どんな食生活がどんな病気を引き起こすのか、それを実証するために研究室を出て大規模調査に乗り出したのです。

1974年、中国の首相・周恩来が末期の膀胱がんに罹《かか》り、入院しました。自らの死期を悟ったこの名宰相は政府に対し、がんについての国民の理解を深めるため国をあげての事業を命じました。それが「史上最大規模」と呼ばれる疫学調査です。

実際、とてつもないスケールの調査でした。65万人もの研究者が数種類のがんについて、1973年から1975年における死亡パターンを分類。調査の対象は中国全土の8億8000万人に上りました。

周首相は事業完了前に亡くなりましたが、調査の結果は1981年、「がんの地図」というタイトルのもと中国で出版されました。そこには、さまざまながんの分布状況が示されていました。どのがんにも共通するのは、発症の集中地域があること、更にその地域差が非常に大きいことでした。たとえば食道がんの場合、死亡率が地域によって400倍もの差があることを「がんの地図」は示していました。

アメリカでも地域差はありますが、せいぜい2、3倍程度です。

遺伝的に同じ中国人なのになぜここまで違いが出るのか？　彼らを取り巻く環境、食生活に秘密があるのではないか、とキャンベル博士のヒラメキが働きました。

そう考えた彼は、中国での現地調査を決心しました。史上最大規模の疫学調査を受けておこなうのですから、当然、これもスケールの大きなフィールドワークになります。彼が教鞭を取っていたコーネル大学をはじめ、オックスフォード大学、更に中国予防医学研究所の共同研究「チャイナ・プロジェクト」としてスタートすることになったのです。

中国へ赴いたキャンベル博士は、周恩来が命じた疫学調査を引き継ぎ、世界の栄養学史上に例を見ないほど徹底した調査をおこないました。

菜食中心の地域は、がんの死亡率が必ず低い

こうして集めた大量の情報をコリン・キャンベル博士は克明に分析し、「中国における食と習慣と死亡率」にまとめて発表しました。１９９０年のことで、調査開始から10年近くの歳月を費やしたのです。その結果、食と病気の相関関係が９万４０００件も明らかになりました。博士はこう述べています。

「これは驚くべき数である。すべての関係性をまとめあげたあと、最も重要なデータを数えると８０００〜９０００ほどあった。これほど多くの関係を分析したのだから、その意義は大きい。20人中19人が同じ方向を示せば、それが指し示す事柄は、真実と言える」

調査で集められた情報は、何百もの表やグラフに整理され、さまざまな角度からの相互参照によって信頼性を検証したうえ、367の項目との関係性が示されました。プロジェクト・リーダーを務めたキャンベル博士は、調査の結論を、こう簡潔に語っています。

「読み取れるメッセージはたったひとつだけだろう。穀物や野菜や果物を多く摂取する、菜食中心の食生活、そして微量の動物性食品。これらと結びつく地域は、必ずがんや脳卒中、冠動脈性疾患などの死亡率が低くなっている」

こうして具体的かつ豊富なデータを得たキャンベル博士は、それまでのさまざまな研究から導いた自らの結論、つまり菜食が健康に有効であり、動物性食品は有害であるという事実を再度実証することになりました。

「ニューヨーク・タイムズ」は彼の調査研究を「これは、食生活と病の関連を調査した史上最も包括的な研究である」と評価しています。

全米屈指の心臓外科医がメスを捨てる

もう1人、食と病気に関する問題に気づいた医師がいます。

アメリカの心臓外科医コールドウェル・エセルスティン博士です。彼も生家は酪農家とコリン・キャンベル博士とよく似た環境で育ちました。幼いころから乳牛の世話など家業を手伝っていたエセルスティン少年はキャンベル少年同様、農場の仕事を誇りに思っていました。

名門イェール大学の医学部を卒業したエセルスティン青年は、心臓病で世界的に有名なクリーブランド・クリニックで外科医としての華麗なキャリアを踏み出します。彼は、心臓病のなかでも最も厄介な冠動脈疾患に対し、当時同クリニックで開発されたばかりの心臓バイパス手術をどんどんこなしていました。がんの患者さんについても、信念を持ってメスを振るう典型的な外科医だったのです。

アメリカの「がん征服戦争」で、乳がんチームのリーダーを務めたのがエセルスティン博士です。がん征服戦争は敗北に終わりましたが、彼は一向に減らない患者や、再発して亡くなる患者を前に、「自分たちが信じている現代西洋医学には、何か根本的な見落としがあるのではないか」と考え、世界中の過去のさまざまなデータや統計を調べ始めたのです。

博士はまず、がんに関する統計を調査しました。がん戦争の乳がんチームのリーダーに選ばれた1978年、ケニアでの乳がん発生率はアメリカのなんと82分の1でした。

驚いた彼は、乳がん以外のがんにも目を向け、過去に遡って世界の統計を調べていきました。そこで発見したのが1958年の日本の統計です。この年、日本全体において「解剖で証明された前立腺がんによる死亡者は18人」……国全体でわずか18人という数字に、エセルスティン博士は「この数値は私の人生で最も驚かされた統計」とコメントしています。

同じ年、アメリカの人口は日本の2倍程度でしたが、前立腺がんによる死亡者は1万4000人以上です。人口比で単純計算すると約400倍ですから驚きも当然でしょう。

ケニア、日本のがん統計に触発された博士は、専門の心臓病分野へと調査を広げていきました。すると、ここでも次々に驚くべき事実が浮かび上がってきたのです。

たとえば、1970年代当初の中国農村部では、心臓疾患のリスクがアメリカのわずか12分の1、パプアニューギニアの高地ではほぼゼロでした。

これらの地域の共通点を考察した博士は、「肉や乳製品など、欧米型食生活が存在しない」ことに気づきました。


食生活が現代病に関連するというエセルスティン博士の推測を決定的に裏付けたのが、ノルウェーのデータでした。ノルウェーでの心血管疾患による死亡率は、1927年から年を追って増加し、1939年にはピークに達しています。それが、1940年になって突然、急激に減少していきます。この年、ノルウェーはナチス・ドイツに占領されました。占領中から世界大戦が終了する1945年まで、心血管疾患による死亡者数はどんどん下がりますが、戦争が終わって解放されたとたん、また死亡者数が上昇していきます。

理由がお分かりでしょうか？　占領したドイツ軍は自国の兵士のために、真っ先に肉や乳製品を確保しました。菜食化せざるをえなかったノルウェー人の心血管疾患による死亡者数が激減するという皮肉な現象が起こったのです。

エセルスティン博士が外科医としてスタートした1960年代は、アメリカ人の食生活が大きく変化していた時代です。家庭での肉・乳製品摂取に加え、街にはファストフード店が急増し、家族連れが殺到する光景が全土で見られるようになりました。子どもから大人までが大きなハンバーガーやピザを食べるスタイルが大流行となったのです。手軽に食べられるジャンクフードの普及が何をもたらしたのでしょうか？

彼は、そうしたアメリカ人の食生活と心臓病の関連について調べ直しました。心臓病発症のきっかけとなるのは脂肪とコレステロールです。コレステロールには「善玉と悪玉」があることからもわかるように、善玉コレステロールは、人間も含めた動物の体内で合成され、細胞膜の構成に不可欠です。しかし肉や卵、乳製品などの動物性食品によって、外部から取り込むと悪玉コレステロールとなって血管を塞ぎます。このとき、「プラーク」というコブのようなものが血管内にできます。

脂肪とコレステロールを長い間摂取し続けると、血管の内皮細胞はべとついた状態になり、プラークが溜まり始めます。生命の維持に欠かせない酸素や栄養素を全身に運ぶのが動脈ですが、プラークはこの動脈の内腔を狭くします。その結果、血圧が高くなり、動脈が塞がれることで、心停止が起こります。
プラークはまた、破裂して内部の毒素を血液中にばらまくこともあります。これに血小板が反応して血液を凝固させることで被害を食い止めようとします。その結果、血管がつまり、心臓の筋肉が酸素不足に陥ります。心臓発作はこのようにして起こります。

このメカニズムを改めて捉え直した博士は、プラークが溜まった状態の心臓病患者をいくら手術しても対症療法に過ぎない点に気づきます。そして動物性食品を食べず、脂肪とコレステロールの摂取量を最小限に抑えるプラントベース・ホールフードの食生活に切り替えれば、プラークも溜まらないため再発も抑えられる。食事療法は外科手術より、ずっと良い結果が得られるのではないか、という考えに到達しました。

18人の重い心臓病患者におこなった食事療法臨床試験とは

エセルスティン博士が食事療法に転換した時期、コリン・キャンベル博士との面識はまったくありませんでした。栄養学者と外科医という専門分野を異にする立場ですから当然でしょうが、自らの仕事に高い志《こころざし》を持って誠実に向き合ったとき、異分野の2人が同じ方向を目指したことに、感慨を覚えずにはいられません。

さてメスを捨てたエセルスティン博士が最初に試みたことは、自身を食事療法の実験台にすることでした。ここにも博士の誠実さが表れています。私も、当院の患者さんにすすめるのと同じ食生活を送っています。それが医師としてあるべき姿勢と信じているからです。

動物性食品から植物性食品中心の食生活に切り替えてわずか3カ月で、博士のコレステロール値は目に見えて下がりました。さらに「油と脂肪源」を除いてみたところ、血中コレステロールが一気に下がったのです。

彼は自分の体に起きた変化を見て、他の人たちにも同じような効果をもたらすのではないかと確信しました。しかもその効果は劇的になるだろうと考えた博士は、独自の食事療法プログラムを作成し、それに基づく臨床試験をおこなうことにしたのです。彼は次のように述べています。

「私は冠動脈疾患を火事にたとえてよくこう言います。間違った種類の食べ物を食べていたから、心臓病を引き起こしてしまい、あなたの体は今火事になっているのです。同じ食べ物をなお続けるとしたら、それは、火の上からガソリンを注いでいることになります。だから、わずかなガソリンでも火に注いでほしくありません。ガソリンを注ぐことをやめれば火事は消えます。そして、あなたの心臓病は治るのです」

1985年10月、エセルスティン博士の食事療法臨床試験がスタートしました。クリーブランド・クリニックの心臓病専門医たちが24人の患者を博士に紹介してきました。全員が進行性の冠動脈疾患に罹《かか》っていて、衰弱していました。しかもその大半は、不成功に終わったバイパス手術や血管形成手術を1度か2度経験しているような、重症の心臓病患者ばかりです。主治医から余命宣告を受けた患者、「座して死ぬのを待ちなさい」と告げられた患者もいました。

患者を紹介した主治医たちも、おそらく「食事療法なんかで治るわけがないが、こちらでももはや打つ手がない」というのが本音だったのでしょう。

ちなみに臨床試験プログラムに参加した24人のうち6人が、エセルスティン博士の食事療法についての考えを理解することなく、1年以内に元の主治医のところへ戻りました。残った18人が、世界でも初めての重症な心臓病に対する食事療法臨床試験を受けたのです。

この18人は家族の協力を得ながら、エセルスティン博士の厳しい指導を忠実に守りました。彼は最初に自分を実験台にして以降、ずっと患者と同じ食生活を送りました。また、エセルスティン夫人のアンも菜食主義に切り替え、くじけそうな患者への励ましやアドバイスを続けました。

そこに生まれたのは、ともに困難な戦いに挑むひとつのチームとしての一体感、信頼感だったに違いありません。

試験プログラムは12年に及びましたが、18人の患者全員がコレステロール値を安全な範囲に保ち、冠動脈疾患が悪化した患者は1人もいなかったのです。余命宣告までされていた開始前の病状を考えれば、それだけでも驚くべきことです。

薬や手術でも不可能な心臓病からの解放を、食べ物がみごとに実現したわけです。24人のうち6人が去ったことを述べましたが、離脱した6人の患者はその後どうなったと思われますか?

彼らは1人残らず、心臓病が悪化していたのです。

全員が心臓病から解放されたプログラム参加者たちと比べると、あまりにも明瞭な違いです。人生の岐路に立たされたとき、何よりも必要なのは患者さん自身の決断にほかならない、ということを改めて考えさせられます。

映画「フォークス・オーバー・ナイブズ」から学ぶ命を救う食卓改革

「食と健康」について、もっと詳しく知りたい方におすすめの映画があります。

2011年5月、アメリカとカナダで公開された映画「フォークス・オーバー・ナイブズ」(FORKS OVER KNIVES、リー・フルカーソン監督)は、ドキュメンタリーとしては異例の大ヒットとなりました。「フォーク」は食事を意味し、「ナイフ」は医師の使う「メス」のことです。つまり、「(正しい)食事は手術に勝る」という意味のタイトルです。

この映画は、現代の多くの人々が苦しんでいる慢性疾患、心臓病や糖尿病、がんなどは動物性食品を排除することによって進行を遅らせたり、改善が可能になったりすることを、さまざまな角度から探った作品です。言い換えれば、肉や牛乳、卵などの動物性食品を日常的に摂っている現代人の食生活がいかに危険であるかを警告する映画でもあります。

登場人物の核となるのがコリン・キャンベル博士とコールドウェル・エセルスティン博士です。先に紹介した食事療法臨床試験も取り上げられており、試験参加者が実名で出演し、治療体験を自ら語っています。日本語版ＤＶＤ「フォークス・オーバー・ナイブズ―いのちを救う食卓革命」（日本コロムビア）も発売されていますので、ぜひご覧になってください。すっかりアメリカナイズされている食生活とその危険性に驚き、見直すきっかけになるはずです。

「医療は食べ物を無視しては成り立たない」を明らかにした国際医療会議

２０１４年9月、アメリカ・サンディエゴである重要な国際医療会議（ＩＰＢＮＨＣ＝International Plant-Based Nutrition Healthcare Conference）が開催されました。直訳すれば「植物を基本にした栄養による国際医療会議」（以下「植物性食品による国際医療会議」）。

食べ物と病気、医療をめぐる国際的な研究報告の場であるこの会議には、アメリカを中心に世界中から15カ国、４００名の人たちが参加していました。その80パーセントが医師で、残りも医療関係者ばかりです。当然日本からも何人か参加したに違いないと思われるでしょうが、実は私１人でした。

第１回会議がその前年、フロリダ州のマイアミで開催されており、２２５名の医師、医療関係者が参加したそうです。日本からの参加者はゼロだったそうですから、私がこの会議に参加した最初の日本人医師ということになります。

会議は4日にわたっておこなわれました。オープニングディナーでは、会議の副発起人であるスコット・ストル医学博士の歓迎挨拶を兼ねたプレゼンテーションがありました。上映されたスライドには、会議名の下に15カ国の国旗が並び、それを見ると先進国だけでなく、メキシコ、コロンビア、サウジアラビアなど多くの発展途上国からの参加もあることがわかります。

期間中は参加者全員が同じホテルに宿泊し、プラントベース・ホールフードの食事を摂ります。朝6時にはすでに朝食の準備ができており、予定どおり8時30分には会議が開始されました。

最初の夜を含めて4日にわたって18名の学者や医師が、それぞれ1時間の持ち時間で約45分の講演と出席者との15分の会議をおこなうのですが、これが掛け値なしに凄い業績の持ち主ばかりなのです。

なかでも特に著名な演者が3人いました。この本で紹介している世界的な栄養学者T・コリン・キャンベル博士、心臓病の権威であるコールドウェル・B・エセルスティン博士、それに最も早くから食事療法の臨床実績をあげているUCSF（カリフォルニア大学サンフランシスコ校）の医学部臨床教授ディーン・オーニッシュ博士です。この3人の博士が登壇したときは、出席者全員がスタンディングオベーションを送りました。

3人の専門分野は違いますが、共通しているのは現代西洋医学が無視している食べ物と病気の関連に目を向けたことです。それぞれ長い歳月にわたる研究を続けてきましたが、初めはお互いの存在すら知らなかったのです。1991年秋、エセルスティン博士の呼びかけで、心臓病に関する全米医学会議が開催され、その席で3人は初めて顔を合わせました。そして、それぞれ独自に続けてきた研究が同じ結論に達していたことを知ったのです。

その結論とは、動物性食品の摂取が人体にさまざまな病気を引き起こすこと、反対に植物性食品を摂取すれば病気の予防になり、長年の動物性食品摂取によって罹《かか》った病気を改善し、治癒できるというものです。

医療はもはや食べ物を無視しては成り立たないという世界の新潮流、それを明らかにしたのがこの会議です。

これからの医療をリードする最先端にいるという確信

私は会場の最前列中央付近に、松田麻美子さんと並んで座っていました。彼女は日本人ですが、アメリカ国籍も持ちテキサス州ヒューストンに住み、キャンベル博士やエセルスティン博士の著書の日本語訳を手がけるほか、多くの著書を発表しています。

この国際会議を私に知らせてくれただけでなく、事前に私のことをキャンベル博士に伝えていてくれたのです。博士の著書を読んで以来、私淑《ししゅく》していた私は、この医学史に名前を刻まれるはずの大栄養学者キャンベル博士に直接声をかけていただくことができました。

会議の具体的な内容については、拙著『食は現代医療を超えた』（現代書林、2015年）に詳しく記していますので、関心のある方はご一読ください。

ここでぜひお伝えしたいのは、会議参加者たちのあふれんばかりの熱気です。400名の医療関係者が全員欠席も遅刻もなく、夜までのハードな会議の間、目を輝かせて食い入るように講演に聴き入っていました。

その雰囲気のなかでこう思いました。ここに参加している人たちは食と医療について強い関心を抱き、自分の国で、それを実際の治療に活かそうと努力してきた人も数多くいるに違いない。現代西洋医学が排除しているものを取り入れることには困難が伴います。私自身がそうだったように、医学界をはじめ周囲の無理解のなかで、それぞれ孤独な戦いを強いられてきたでしょう。

しかし、今や時代は変わりつつあるのです。自分たちの努力が無駄ではなかった、それどころか自分たちこそが、これからの医療をリードする最先端にいるという確信を持ったことでしょう。

この第2回会議の1年後「第3回植物性食品による国際医療会議」が、カリフォルニア州アナハイムで開催されました。参加者は年々増加し、世界各国から600名の医療関係者が参加しました。前年私1人だった日本人医師も7名に増えていました。まだ一握りの数に過ぎませんが、「食と医療」という重要なテーマに向かい合う日本人医師が、こうして着実に増えていることは喜ばしいかぎりです。会議は毎年開催され、回を追うごとに最新の成果が報告されています。

今これを読んでいるあなたが医療関係者であるならぜひ参加していただきたいと願っています。

第4章

心を変えればがんは治る

進行がんが劇的に回復した人に共通する「考え方」と「食事」

第4章では、がん治療に不可欠なメンタルケアについてお話ししていきます。また、当院の3本柱である刺絡《しらく》療法・食事療法・メンタルケアを同時におこなうことによって、なぜ病状が改善・治癒するのか、それを解き明かした最新の遺伝子学・細胞生物学理論エピジェネティクスについてもお話ししたいと思います。

メンタルケアは精神面の指導ですが、具体的には患者さんの病気に対する気持ちの持ち方、意識をプラス方向に変えることで免疫力・自然治癒力を上げていくというものです。

がん治療のメンタル面に関して注目すべき調査データがありますので、それから紹介しましょう。

私も所属している日本自律神経免疫治療研究会のメンバーの1人、岡本裕医師が「がんサバイバーの調査」と呼ばれている独自の調査を実施したことがあります。

彼は、「ステージⅢ以上のがんが治癒し、その後5年以上再発のない人がいたら返事をください」とインターネットで呼びかけました。この呼びかけに対してすぐに81人から返事がありました。岡本医師はその人たちに「がんが治ったあなたと、治らない人たちの違いがあるとすれば、何だと思いますか?」と質問し、寄せられた回答をまとめたのです。

10項目のなかから、1人がひとつだけ選ぶ方法を取ったのですが、1位が「考え方」で30人、2位が「食事」で20人、あとはぐっと下がって「治療法」が9人となっています。そのあとは「家族」や「友達」「努力」などと続き、「医者」に至っては「運」よりも低い最低ランクという結果が出ています。

この結果をどう思われますか?

「ステージⅢ以上のがん」、つまり進行がんが治った患者さんたちの多くが、その最大要因として「考え方」と「食事」をあげていることは注目に値します。「考え方」も「食事」も、現代西洋医学、ことに日本のがん治療の現場では、まったくと言っていいほど無視されています。

心の持ち方を変えれば体も変わる

日本のがん専門医たちが「食と病気」について無知無関心であることはこれまでにも述べましたが、患者さんのメンタルケアについても同じことが言えます。

私は初診時に、どの患者さんに対しても2時間程度の時間をかけ、いろいろなお話をすることにしています。食事のことや精神面のことなどを、さまざまな治癒例や研究資料、調査データなどに沿ってお話しします。

がん治療のメンタルケアに関して、世界で最も進んでいるのがアメリカです。がんを単なる身体の病気と捉えずに心のケアも重視する、この考え方を「サイコオンコロジー（精神腫瘍学）」と言います。「サイコ＝心」「オンコロジー＝腫瘍学」を結び付けた名称で、これを学んだ専門医をサイコオンコロジスト＝精神腫瘍科医と呼びます。

アメリカでがん治療にメンタルケアの観点が導入されたのは1950年を過ぎた頃ですが、「がん征服戦争」がきっかけとなって、1980年代に入ると飛躍的に発展して、精神神経免疫学と呼ばれる学問分野が確立されました。

精神神経免疫学（ＰＮＩ＝Psycho neuro immunology）とは、文字通り精神機能が中枢神経、末梢神経を介して免疫機能と関連しているメカニズムを解明しようとする新しい学問領域のことを指しています。

日常生活での考え方や対処の仕方について見ると、同じような行動をしたときに前向きな見方ができるか、ストレスとして感じるかなど、人の性格は多種多様ですが、それらの違いが脳や脊髄、自律神経（交感神経・副交感神経）などを通じて、免疫の働きやホルモンの働き、酵素の働きなどとどのような関係があるのか、といったことを研究して解明しようとするのが「精神神経免疫学」なのです。

精神神経免疫学の発展に伴い、アメリカではさまざまな心理療法やイメージ療法が開発されました。日本でもよく知られている「サイモントン療法」はそのひとつです。

サイモントン博士は、数多くのがん患者と接するうちに、心の持ち方が治療効果に影響を与えていることに気づき、リラックス法、瞑想、イメージ法によって免疫機能を高める治療法を考案しました。ゆううつ感や絶望感が免疫活動を抑えてがん細胞を成長させ、希望や期待感が免疫力の活性化につながり、がん細胞を退行、消失させると考えたのです。

またこの方面の研究で、私に大きな影響を与えた心理療法医としてローレンス・ルシャンを忘れることができません。彼が１９８９年に出版した『Cancer as a Turning Point』は母国だけでなく世界各国で大きな反響を呼び、10年以上に及ぶ異例のロングセラーとなったと言われています。日本では『ガン長寿学』（廣済堂出版、２００２年）というタイトルで出版されました。

この本は、「心ががんを治す」ことを具体的に私に教えてくれたという意味では、実際に大きな影響力がありました。私が、信じてもらえないほどの治療実績を残せるようになった要因のひとつが、この本にあると思っています。

「食事療法・メンタルケア」併行治療の相乗効果

最近、強く印象に残っているのが「植物性食品による国際医療会議」(IPBNHC)に登壇されたディーン・オーニッシュ博士の研究です。

博士は、UCSF(カリフォルニア大学サンフランシスコ校)医学部臨床教授です。彼のプラントベース食事療法の研究は、エセルスティン博士と同じく冠動脈疾患の患者を対象にしてほぼ同時期に開始され、のちに、がんの研究にも及んでいます。

彼は研究を開始してわずか1年後に、それまでの研究結果を発表しました。たった1年間で、博士の研究に参加した患者たちは、対照群のメンバーたちよりも狭心症の発作が軽く、頻度も少なくなっていました。5年後の調査結果では更に回復度が高まっています。

エセルスティン博士はプラントベースの食事療法だけを患者に課しましたが、オーニッシュ博士はそれに加えて、瞑想(メディテーション)や、ウォーキングなどの軽い運動、更には社会奉仕活動などをおこなうように指導していました。これらは心身の緊張を解き放ち、患者さんの病気に対する不安感や恐怖感を取り除くことを目的としています。

彼のやり方は、食事療法と同時に、患者さんの気持ちの持ち方を含めたライフスタイルそのものを変えることによって、病気を克服させていることがわかります。つまり、「食事療法とメンタルケア」の併行治療によって相乗効果をあげているのですが、これは、私自身が実践してきた治療法とかなりの部分で重なっています。

ノーベル賞受賞者と共同研究した「テロメアの研究」

エリザベス・H・ブラックバーン博士という女性生物学者がいます。彼女は、生物の寿命をコントロールすると言われていた「テロメア」を研究テーマにしていました。カリフォルニア大学バークレー校の准教授時代、彼女は教え子とともにテロメアのDNA配列を世界に先駆けて発見、さらに酵素テロメラーゼの分離に成功しました。2009年、博士は「寿命のカギを握るテロメアとテロメラーゼ酵素の仕組みの発見」によって、ノーベル医学生理学賞を受賞しました。

日本ではあまり話題になりませんでしたが、これは生物学上の大変な発見だったのです。テロメアは染色体の末端にあり、遺伝子情報を保護する役目を担っています。このテロメアが短くなることで老化現象が起こりますが、テロメラーゼ酵素は短くなるテロメアを修復する働きをします。

その仕組みを解明したことでのちにノーベル賞を受賞したのですが、1990年、博士は、UCSFに移り、オーニッシュ博士の同僚となりました。オーニッシュ博士は、ブラックバーン博士が解明したテロメア・テロメラーゼ酵素の仕組みをもとに、食事療法及びライフスタイルの変更をおこなうことで、それらがどう変化するかを研究したのです。

食事療法・ライフスタイルの変更によって老化を逆転できる

ここで注目すべきデータをふたつ挙げましょう。

まず図6のグラフは、食事療法・ライフスタイルの変更をおこなった患者のテロメラーゼ酵素の変化を追っています。ご覧のように、わずか3カ月で明らかにテロメラーゼが増えています。先ほど述べたように、この酵素は加齢や病気によって短くなったテロメアを修復する働きを担うものです。

さらに、5年間の経過をまとめたのが図7のグラフです。これは食事療法・ライフスタイルの変更プログラムに従った患者群と、同じ条件下でプログラムを受けなかった患者群を比較対照したものです。ご覧のとおり、プログラムを受けなかった患者群(対照群＝Control Group)のテロメアの長さは「3パーセントの減少」となっています。一方、プログラムに従った患者群(実験群＝Exp Group)は「6パーセント」までテロメアが伸びています。

つまり、食事療法・ライフスタイルの変更が病気や老化を食い止めるばかりか、逆転させているのです。これは健常者のアンチエイジングという希望にも、がんや心臓病患者の病気改善や治癒にもつながる画期的な実証試験結果です。

なお、これらの図は世界的評価が最高ランクの医学雑誌「ランセット」(2008年9月)に論文とともに掲載されたものです。

図6　食事療法・ライフスタイルの変更による患者のテロメラーゼ酵素の変化

※オーニッシュ博士の発表スライドより作成

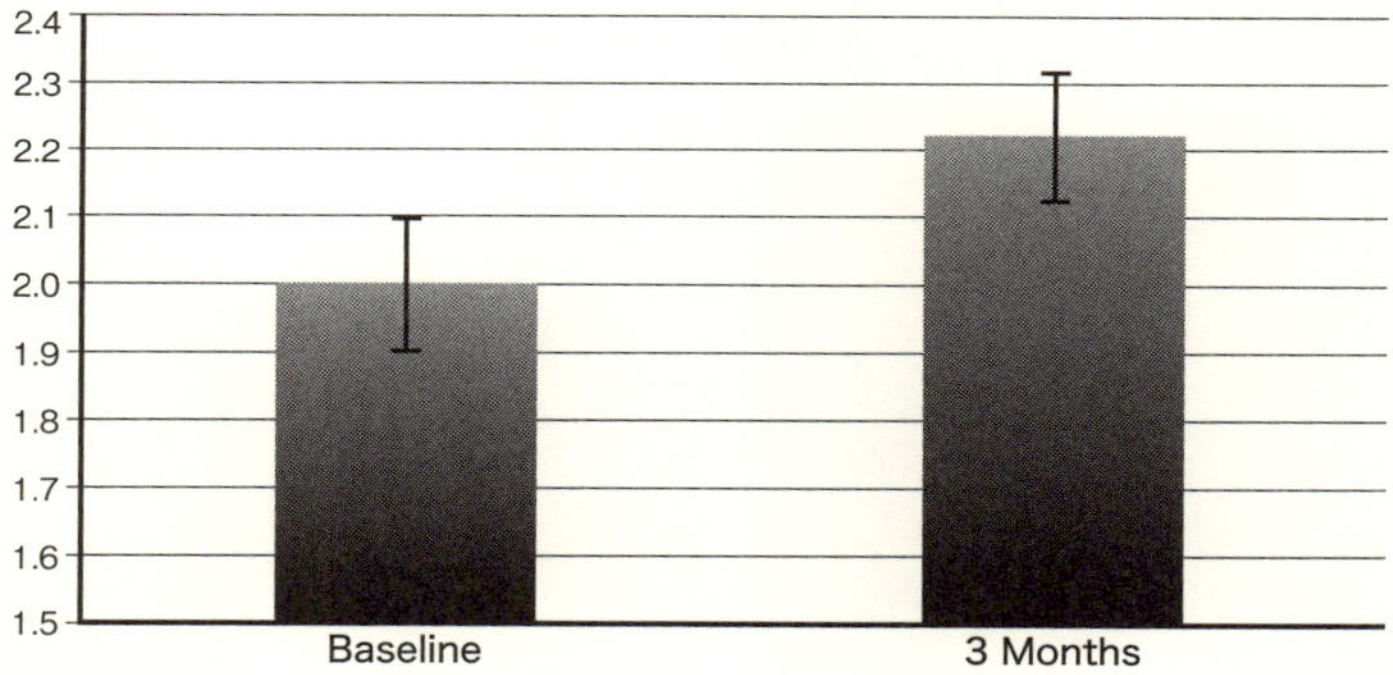

わずか3カ月で、テロメラーゼが30%増加している。

図7　食事療法・ライフスタイルの変更による5年後のテロメアの長さの変化

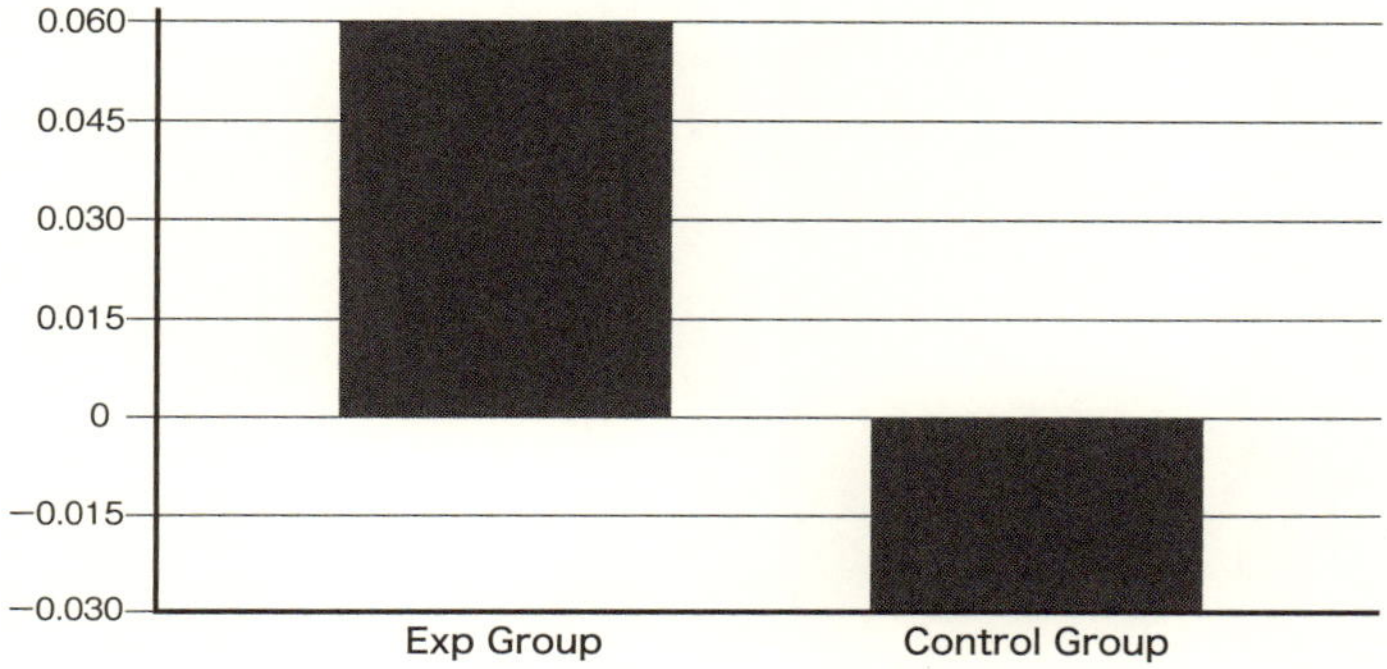

「治るという思い込み」でがんの「自然退縮」が起きる

退縮とは消失と同じ意味で、がんが発見されたあと、これといった治療を受けなかったにもかかわらず、がんが自然に消失するケースを指します。また、「もう治療法がありません」と医師から見放された患者さんが、現代西洋医学から離れたその後、がんが消えるというケースも「自然退縮」に含めてもいいでしょう。

「自然退縮」については、現代西洋医学のがん専門医たちも認めていないわけではありません。自分たちの力の及ばないところで治っているのですから、まともに取り上げようとはしませんが、「10万件に1件程度」は「自然退縮」例があると認めています。

初めから治療を受けなかったケースは記録として残りにくいので、どのくらいの確率なのか確かなことはわかりません。しかし現代西洋医学の治療から見放されたあと「自然退縮」した場合は、追跡調査が可能ですから、確率は高くなります。現に私のクリニックには、大学病院やがんセンターなどから見放された患者さんが多く訪れ、そのうち何人もの回復例が出ています。「10万件に1件程度」という数字はまったく当てはまりません。

「自然退縮」についてアメリカでは多くの研究がなされています。

たとえば著名な心理学者であるエルマー・グリーンは、他の学者が医学文献のなかから集めた400例にのぼるがんの自然退縮を分析、そこに共通する要因を探る研究をおこないました。

その結果、400人のほぼ全員が「自分は絶対に治る」と信じていて、そのために何かの方法を試みていたことがわかったのです。ある人は食事療法だったり、またある人は高山での生活だったりとさまざまですが、基本にあったのは「自分のがんは絶対に治るという思い込み」でした。

フランスの「ルルドの泉」は病気を癒す奇跡の水として世界的に知られ、多くの患者さんが現地を訪れその水を飲むということです。そうした人たちの中にがんの「自然退縮」の例が報告されています。

地元のがん研究所は、本当に「自然退縮」なのかを現代医療でしっかり検査し診断したうえで、自然退縮であることを確認しています。

日本でも胃がんに罹《かか》った九州大学の医師が、がんの「自然退縮」の研究をしたことがあります。「がんの自然退縮が起こった患者がいるらしい」と聞けば全国どこにでも訪ね歩いて、病院の記録でがんの病理組織があることを確認して、実際にがんの「自然退縮」であるかどうかを判定したのです。彼は約70例のケースを集めましたが、その当時、世界中でがんの「自然退縮」の事例が３０００例くらい報告されていると彼は本に書いています。

そこでは、がんや難病などで生死を分けるような事態に直面したときに、いい意味での「開き直り」、あるいは「絶対に治るという思い込み」などによって、心の持ちかたから生き方までが一変した人が非常に多いと報告し、それが結果的に自然治癒につながるのであろうと述べています。

プラス思考で「自然治癒力」は目覚める

では、ここまでお話しした「治るという思い込み」や「開き直り」といったプラス思考によって、なぜがんが自然に消失するのでしょうか。それこそが、人間に本来備わっている自然治癒力そのものなのです。

私は2冊目の拙著に『がん、自然治癒力のバカ力』（現代書林、2009年）という題名をつけました。これは筑波大学の村上和雄名誉教授の著書『生命《いのち》のバカ力』（講談社、2003年）に共感した私が、図々しくもタイトルの一部を拝借したものです。その本に村上先生が寄せてくれた推薦の言葉をもう一度記します。

「私たちの遺伝子の多くは、眠っています。しかし笑いやプラス思考、良い食事などによって、眠っている良い遺伝子のスイッチをオンにすることは十分に可能だと思います」

これとまったく同じことを、実はディーン・オーニッシュ博士も語っているのです。先に「植物性食品による国際医療会議」で、彼が発表した「食事療法及びライフスタイルの研究」について紹介しました。その臨床研究でテロメア・テロメラーゼ酵素が変化するという画期的な結果が出たこともグラフで示した通りです。

会議の席でオーニッシュ博士は、なぜそのようなことが起こるのか、作用機序についても触れました。遺伝子学の専門的内容でしたので先ほどは割愛しましたが、博士は「食事療法及びライフスタイルの変更によって、良い遺伝子がオンになり、悪い遺伝子がオフになることが確認できた」と語ったのです。

このように気持ちの持ち方を変えることで遺伝子の発現状況が変わり、それが劇的に病気を改善させることがあります。言い換えれば、遺伝子の働きが変わることで、眠っていた自然治癒力が目覚め、バカ力を発揮するのです。

良い遺伝子をオンにする「笑い」や「祈り」

村上先生は2002年、「心と遺伝子研究会」を立ち上げました。心が遺伝子にどんな影響を与えているのかを調べる、世界でも例のない研究会です。そこでおこなったのが「笑いと遺伝子」の実験研究です。お笑い・演劇界で有名な吉本興業と組み、糖尿病患者たちに漫才を聞かせ、血糖値の変化を調べるという実にユニークなものでした。世界的に著名な学者でありながら象牙の塔にこもることなく、こうした実験をおこなうところが村上先生の偉い点です。

実験の結果、漫才に大笑いした患者さんたちの血糖値上昇が大幅に抑えられていました。この実験概要は糖尿病の国際誌に掲載されたほか、「ワシントン・ポスト」や「ニューズウィーク」などの有力メディアにも取り上げられ、村上先生の「笑いの効用」論は一躍世界に知られたのです。

糖尿病は生活習慣病のひとつですが、「笑いの効用」はそれにとどまりません。村上先生は著書の中でこう述べています。

「笑うことが健康に良いということは、だいぶ昔から知られています。なんと紀元前の中国の医学書にも、笑いが健康に良いと書かれているそうです。笑うことが健康に良い極端な例をあげると、笑いによってがんが治ったという例もあったと言われているほどです」

2008年の「アメリカがん協会」の調査によると、がんと診断された4000人以上の患者に対するアンケートで、「祈りや霊的体験」を試した人が61パーセントもいたことが報告されています。女性、若者、高収入や高学歴の人にその傾向が強かったといいます。

「祈り」と言うと、がんに罹《かか》って怪しげな宗教にすがるというイメージを持たれるかもしれませんが、報告にあるように、高収入・高学歴の患者さんたちが、「祈り」を精神的な治療のひとつとして前向きに受け止め、試みているのです。

患者側のこうした思いに呼応するように、アメリカのがん医療界では「祈りの治療効果」に関する研究も盛んに進められていて、ハーバード大学やコロンビア大学などアメリカの権威ある大学が「祈り」の治療効果に関する研究に前向きだということです。

ハーバード、コロンビアと言えばアメリカのみならず、世界トップクラスの一流大学です。そこで「祈りの治療効果」に関する研究が進められ、すでに1200例を超える研究発表がおこなわれているということが10年以上も前に出版された村上先生の本に書いてあります。

以来、私もメンタルケアとして、プラス思考（治るという思い込みや開き直り）、笑いに「祈り」を加えています。患者さんに対し私は、これまで述べたような国内外の研究資料や症例を示し、心の持ち方を変えることがいかに大切かをお話ししています。

遺伝子についての考え方を一変させた「エピジェネティクス」という新学説

ここまで、食事療法やメンタルケアによって病気が改善・回復につながることを、さまざまな研究をもとにお話ししてきました。正しい食事に変え、意識を変えることで、遺伝子のスイッチが「オン」になり、現代西洋医学ではできないことが可能になるということを説明してきました。

では、どのように人の遺伝子が切り替わるのでしょうか。眠っている良い遺伝子はどのように目覚めるのでしょうか。

これまでの研究でがんを進行させる方向に働く遺伝子（がん促進遺伝子）と、逆にがんを治す方向に働く遺伝子（がん抑制遺伝子）の２種類が存在することはすでに明らかになっています。そして親からもらった遺伝子がその人の健康状況を支配しているので、悪い遺伝子を持っている場合には運が悪かったとあきらめるしかない、というのが従来の古い考え方です。

ところがそれが間違いであるということを解明したのが、アメリカの細胞生物学者であるブルース・リプトン博士であり、その研究成果は「エピジェネティクス」と呼ばれている新しい学説なのです。そしてこの学説を正しいと認識する学者が爆発的に増えて、すでに20年近くも前に生物学の新しい定説となり、世界中で支持されています。

「生命は遺伝子に支配されていない」という画期的な発見

リプトン博士は、アメリカの名門・ウィスコンシン大学の医学部で教鞭を取っていましたが、私生活上のトラブルが重なり、大学を去ってカリブ海の医科大学で教えることになりました。1985年秋のことです。そこはアメリカ本土の大学医学部に入れなかった学生たちが集まる、いわば落ちこぼれの医学校でした。教える側も都落ちのような感覚だったのでしょう。ところが、そこでリプトン博士はある「ひらめき」を得ます。博士の著書に次のように書いてあります。

> 学者の世界にあっては、保守的信念に縛《しば》られざるをえなかったが、主流から遠く離れた辺境のカリブ海では、縛《しば》りから解放され、制約なしに考えることができた。カリブの紺碧の海に囲まれたエメラルドの島。その地でいきなり、ある科学的な真実がひらめいた。そしてその瞬間、生命の本質について、私がそれまで持っていた信念は、見事に打ち砕かれた。
>
> 『思考のすごい力』（PHP研究所、2009年）

歴史に残るような発見や発明は、往々にしてそういう意外な状況で生まれることがありますが、翻訳書では「生命は遺伝子に支配されていない」という見出しのあと、こう続いています。

> 人生を変えた瞬間は突然やってきた。細胞がどうやって自らの生理的状態や行動をコントロールしているのか、そのメカニズムに関する研究を見直していて、はたと気がついた。細胞の状態は、細胞をとりまく物質的・エネルギー的な環境によって決まるので、遺伝子が決定するのではない、という真実に。
> 細胞の状態は、細胞が環境からのシグナルにどう反応するかによって決まる。生命の本質にかかわるこの新しい視点は、私にとってはかなりの衝撃だった。なにせ、『生命は遺伝子によって支配されている』という、生物学の中核をなす定説（セントラル・ドグマ）を、私自身、20年間近く医学生の頭に刷り込んできたのだから。
>
> 『思考のすごい力』（ＰＨＰ研究所、２００９年）

引用した文章のなかで、リプトン博士は「セントラル・ドグマ」という言葉を使っています。これは、ノーベル医学生理学賞を受賞したワトソンとクリックによるＤＮ

A二重らせん構造の発見に基づく学説で、「DNAの優位性」と呼ばれます。遺伝子決定主義の理論的根拠として近代生物学の定説になっていましたが、それに対しリプトン博士は「環境の優位性」を主張、エピジェネティクスという革新的な考え方を打ち出したのです。

理論的に確認できた「自然療法」の正しさ

ブルース・リプトン博士のことを私が初めて知ったのは、『こころと遺伝子』（実業之日本社、2009年）という村上和雄先生の著書でした。この本が出版された直後に偶然書店で見つけたのです。その中に記載されていたことに驚いた私は、リプトン博士の著書『思考のすごい力』をすぐに入手して貪り読みました。まさに私が知りたかった「遺伝子の謎」について書かれている本でした。この本によって私がそれまでやってきた自分の治療法の正しさを理論的に確認することができたのです。

リプトン博士は2009年11月に、日本の五井平和財団から「五井平和賞」を贈られて来日しています。最近になって、そのときの記念講演の内容が公開されていることをインターネットで知りました。以下に記載したことはその資料を参考にしたものです。

「五井平和賞受賞記念講演」でリプトン博士が述べたこと

１９５３年、ジェームス・ワトソンとフランシス・クリックは遺伝子を構成する分子であるＤＮＡの構造を発見しました。科学界はこの発見を生命と遺伝の「カギ」と呼び、ＤＮＡこそ生物の特性をコントロールすると考えました。

１９５８年、フランシス・クリックは更に「セントラル・ドグマ（中心教義）」と呼ばれる仮説を提唱しました。ＤＮＡの遺伝情報は、遺伝子の使い捨てコピーであるＲＮＡに転写され、ＲＮＡ分子はタンパク質と呼ばれる身体の基本構成要素を作る設計図として利用される。そして、私たちの身体は、このタンパク質分子でできているというものです。

ここで重要なのは、情報はＤＮＡから片方向にのみ流れ、身体とその行動を支配している。しかし、身体の経験がＤＮＡに情報を送り返すことはできない。つまり、遺伝子は私たちの生命をコントロールするが、私たち自身は遺伝子に影響を与えコントロールすることはできないという点です。

私たちの生命の特性というのは、誕生時に受精卵の中にある遺伝子によって決まっており両親から受け継いだ遺伝子によってコントロールされるので、たとえば身内にがん、心臓病、脳梗塞あるいは糖尿病の患者がいる場合、自分もまたこのような病気に罹《かか》るかもしれない。この考え方は「遺伝子決定主義」と呼ばれました。

そのように考えると、私たちは自身の遺伝子に影響を与えることも、遺伝子を選ぶことも変えることもできない遺伝の犠牲者ということになります。その結果として、自分たちにはどうすることもできないと感じ、無責任になり、悪い遺伝子の影響から自分たちを救ってくれる救助者を外に求めるようになるわけです。

このように、遺伝子が生命をコントロールすると考えられていたため、遺伝子を中に含んでいる細胞の「核」は、細胞の「脳」に相当すると考えられていました。ところが興味深いことに、生物の脳を除去すればその生物は死ぬはずですが、実際は核を除去して遺伝子を取り去っても細胞は死なず、時には2カ月以上生存します。しかも、ただ生きているだけでなく以前と同じように活発に機能を果たします。つまり核は細胞の脳ではないということになります。

では、核の役目とは何か。研究の結果、核内の遺伝子は、身体を構成するタンパク質分子を作るための設計図にすぎず、核は細胞の部品や細胞そのものの複製を担当する小器官であり、細胞の生殖腺であることがわかりました。

遺伝子はオン・オフする、つまり、活性化したり、活動を休止したりすることができるので、生命をコントロールしているという考え方がありますが、それは全くの誤りであり、遺伝子は設計図にすぎないので、何もコントロールすることはない。すなわち遺伝子が生命をコントロールすることはないということなのです。

環境こそが遺伝子の活動をコントロールできる

リプトン博士は幹細胞についての研究を通して、生命がどのようにして機能するかを理解しました。幹細胞は生物学の最近の新しい発見のように思われていますが、博士は今から何十年も前に研究室で幹細胞のクローニング（同じ遺伝子型を持つ細胞を作成すること）をしていました。

幹細胞は、すべての人が体内に持っているもので、これがなければ生きていくことはできません。私たちは毎日決まって何十億個もの細胞を失っており、代替《だいたい》細胞を補充しなければ即座に機能不全に陥《おちい》り死に至ります。この代替細胞がどこから補充されるかと言うと、幹細胞群からなのです。

幹細胞の実験は、次のような手順でおこなわれました。まず1個の幹細胞を取り出し、組織培養皿に静置すると10時間後には2個に分裂し、次の10時間後には更に分裂して4個に、そして更に8個にと順次分裂して、10日から2週間後には数千個の幹細胞が得られました。これらの細胞は1個の母細胞に由来しているので、すべて同じ遺伝子を持っています。

次にこれらの幹細胞群の一部を別の培地を入れた新しい組織培養皿に移します。培養液は細胞の環境そのものであり、培地は人にとっての空気、水、食料、環境、風土といったものに相当します。この培地に入れた幹細胞は、筋肉細胞になりました。

2番目の培養皿に幹細胞群の一部を移し、異なった化学成分を含む別の培地を使用して培養したところ、この環境での幹細胞は骨細胞になりました。

3番目の培養皿には更に異なる培地を加えて同じ幹細胞群の一部を培養すると、今度は脂肪細胞になりました。

ここで重要な問題が提起されました。「何が細胞の運命をコントロールしたのか?」ということです。答えは明白です。細胞は遺伝的に同一であり、環境のみが異なっていたのですから、環境こそが遺伝子の活動をコントロールするということになります。

細胞は独自の生き物であり、細胞膜が細胞の脳

次に彼は、環境がどのように細胞をコントロールするかを研究しました。

組織培養皿の中に培地を加えると、その成分が細胞膜に結合する様子が電子顕微鏡で観察できました。これが「環境シグナル」となり、皮膚に相当する細胞膜から細胞

内に情報を伝達し、その行動をコントロールすることがわかりました。また、必要に応じて細胞は、核にシグナルを送り、遺伝子を活性化することもわかりました。そこで彼は細胞膜こそが環境と細胞内部の接点であり、細胞の脳に相当することに気づいたのです。

では、環境シグナルはどんな仕組みで細胞行動をコントロールしているかと言うと、細胞膜の表面には「膜スイッチ」というものが存在しています。膜スイッチは、5万種類以上あり、それぞれ異なる環境シグナルに反応し、細胞内に情報を伝達します。その基本構造は共通しており、「レセプター」と「エフェクター」というふたつのパーツからできています。私たちが視覚、聴覚、嗅覚、味覚、感覚などの受容体を持っているのと同様に、細胞もレセプターを通して環境情報を読み込むわけです。

レセプターとエフェクターは「プロセッサータンパク質」を介してつながります。細胞膜のレセプターが環境シグナルに反応すると、その形が変化してプロセッサータンパク質と結合します。そしてこの両方がエフェクターに連結することで、エフェクターから情報が細胞内に伝達され、特定の細胞機能をコントロールします。環境シグナルが消えると、スイッチは切れ、その細胞機能は停止します。このように環境情報を細胞の行動に変換する過程は「シグナル伝達」と呼ばれます。細胞表面で受け取ったシグナルは、細胞内のタンパク質からタンパク質へと段階的に伝達され、消化、呼吸、排泄、神経活動などの異なった細胞機能を活性化します。

細胞機能を遂行するために必要なタンパク質が細胞内にない場合、情報（シグナル）は核内に伝達され、必要なタンパク質をコードする遺伝子の設計図を活性化します。そして必要なタンパク質ができると細胞が必要とする反応のために提供されるのです。

環境シグナルが遺伝子を活性化し、その行動を調節する仕組みを「エピジェネティクス」と呼びますが、リプトン博士はこの新しい科学の基礎となる研究を40年以上も前におこなっていたのです。

自然退縮の謎を解明したエピジェネティクス理論

古い科学では、「ジェネティック・コントロール」と言って、遺伝子が生命をコントロールすると教えてきましたが、接頭語の「エピ」は「その上」という意味なので、「エピジェネティック・コントロール」とは、遺伝子を超えるコントロールを意味します。つまり、細胞の環境に対する反応が遺伝子をコントロールすることがわかったのです。

さらに、環境シグナルは「読み取るべき設計図」を選択するだけでなく、設計図から読み取られた情報を修正できることまでわかりました。

がんの大半は遺伝子が悪かったわけではなく、私たちの環境に対する対応が、がんになる変異細胞を作ってしまったのが原因であるとリプトン博士は述べ、さらに「自然退縮」と呼ばれる現象についても説明がつくと言っています。死が近いという人が、自分の人生に対する信念を大きく変えた瞬間に、遺伝子の働きが突然変化して、奇跡的に回復し元気になってしまうことがあると言うのです。

組織培養皿を良好な環境から劣悪な環境へ移すと細胞は病気になります。そして細胞を健康な状態に戻すのに、薬物は必要ありません。単に培養皿を健康な環境に戻すだけで、細胞は回復し繁殖していきます。

私たちが鏡に向いたとき、1人の人間として映っていますが、実際は約50兆個の細胞から成り立っている共同体なのです。それぞれの細胞が生命を持った個体であり、人間は何兆もの細胞からなる共同体であると言えます。体内では、血液が細胞の成長培地であり、組織培養皿の中の細胞が培地に反応するように、体内の細胞は血液中のシグナルに反応します。

では、何が私たちの血液成分を調節し、細胞の運命をコントロールしているのでしょうか?

私たちは環境のなかで、光、音、におい、感触などさまざまなシグナルを知覚として脳でキャッチしています。知覚は心によって解釈され、その解釈にしたがって脳は血液中に化学物質を放出し、その化学物質が細胞の反応と遺伝子の活性をコントロールします。ですから自分の知覚、つまり信条やものの見方を変えれば、脳から出る物質は変わり、自分自身の体も変えていくことができるのです。

血液を健康な環境に戻してやれば、脳が良い化学物質を出してくれる

リプトン博士が述べているように、私たちの体は50兆個の細胞からなる共同体なのです。それが理解できたら次に考えるべきことは、その細胞たちを健康にしてあげることです。細胞たちの成長培地は血液なのですから、まずは血液を健康な環境に戻すことを考えましょう。

血液の環境を健康にするための正しい食事をする。次に心を健康にする方法を実行することです。前向きに考え、くよくよせず、楽しいことがあったらよく笑い、良い音楽を聴き、美しい絵画を鑑賞し、スポーツを楽しむ。健全な趣味に没頭する。これらはみな血液にとって良い環境です。するとそれらの環境シグナルは「知覚」として脳でキャッチされます。「知覚」は心によって解釈され、その解釈にしたがって脳が細胞を健康にする良い化学物質を血液中に出してくれるのです。

リプトン博士は多くの実験によってエピジェネティクス理論の正しさを確信したあとに、アメリカ国内はもちろん、カナダやオーストラリアなど世界各地で「エピジェ

ネティクス」について語り続けました。初めは異端の学説と見なされ、地味な存在だった「エピジェネティクス」は、次第に共鳴する学者や研究者が世界中に広がっていきました。

主流となっている定説に挑むのはいつの時代にも大変な困難を伴いますが、いつのまにか、生物学の一大領域として発展したばかりか、遺伝子学においても革命的理論として捉えられるようになったのです。この動きは、いわば生命科学の革命と言ってもよいでしょう。

奇跡に出会う実話「天国の青い蝶」

さて、みなさんは「天国の青い蝶」という映画をご覧になったことがあるでしょうか？　カナダとイギリスの合作で、２００４年に公開された映画です。日本でもＤＶＤが発売（東芝エンタテインメント）されました。

主人公は重い脳腫瘍に侵された10歳のカナダ人少年ピートです。彼の趣味は珍しい蝶を捕まえて標本を作ることでした。

余命数カ月を宣告されたピートにはただひとつの夢がありました。それは、世界で最も美しく神秘的と言われる蝶、ブルー・モルフォを自分の目で見たい、直接手で触れたいということでした。その夢をかなえさせたいと、母親がピートをつれ、有名な昆虫学者アランを訪ね、蝶を探す旅に連れていってほしいと懇願します。しかし、車椅子の少年が熱帯雨林の旅に耐えられそうもなく、また季節的にブルー・モルフォを見つけるには遅すぎることから、アランはそっけなく断りました。

それでも、ピートのブルー・モルフォへの想いはつのるばかり、その熱意に負けたアランは母子をつれ中南米の熱帯雨林に向かいます。現地にたどり着き、毎日、拠点となる村から遠く離れたジャングルのなかをアランはピートを肩車して歩きながら、蝶を探し続けますが見つかりません。それどころか、崖から落ちて骨折するという大きな事故にあってしまいます。

事故が起きた丁度そのころ、村では奇跡的なことが起こっていました。村でピートと仲良くなった少女がベンチに座っているとき、この村ではほとんど見ることができないはずのブルー・モルフォが飛んできて、少女が手で捕まえたのです。ピートの想いを知っていた少女は、「あなたに」と少年に蝶をプレゼントします。

ついに夢のかなった少年は、神秘的な青い蝶に触れたあと、「君は生きられる、いつか天国で会える」と語りかけ、空に放しました。そしてカナダに帰国するのですが、余命数カ月だったピートの脳腫瘍が消え、治っていたのです。

ストーリーをたどると、いかにもよくできた作り事の映画と思われるかもしれませんが、これは1987年にカナダで起こった実話を映画化したものです。

この映画のモデルとなったピート少年と昆虫学者のアランが実際に来日し、私はたまたま、そのドキュメンタリー番組を見て知ったのです。もちろん映画化されたDVDも見て深い感動を覚えた記憶があります。ピートの場合は、神秘的な美しい蝶を見たいという夢を実現したのですが、肝心なことは、一心に何かを想い、願い、行動することです。そのような心の持ち方が体に反応し、医学的には「奇跡」と呼ばれるような結果を生むことがあります。実話に基づくこの映画は、それを見事に表現していると思います。

第4章の最後にこの話をしたのは、みなさんに、がんはこのような病気であることをお伝えしたかったからです。

現代西洋医学のがんの専門家がこの話を聞いたら一笑に付すと思います。

しかし、ブルース・リプトン博士が講演で述べたことをお読みになったあなたはいかがでしょうか？

科学の力をはるかに凌駕する自然の力

２０１５年のノーベル医学生理学賞を、北里大学の大村智特別栄誉教授が受賞されました。「寄生虫による感染症の治療薬発見」が受賞理由です。失明の恐れのある「オンコセルカ症（河川盲目症）」に効く抗寄生虫薬の元になる微生物を発見したのです。

大村先生はノーベル賞受賞後「土の中の微生物はすごいです。ノーベル賞の本当の功績者は土です」という趣旨の言葉を語っていました。

そして私が尊敬する村上和雄教授は、よく次のようなことを言っています。

「遺伝子の暗号解読に携わって、遺伝子の信じられない精緻で絶妙な存在や機能を知ったとき、これは自然にできあがったものではなく、むろん人間がこしらえたものでもない。人知をはるかに超える何か偉大なものがこれを作り、生命の暗号として無限の遺伝子情報をそこに書きつけたのだという確信が芽生えました。その偉大な何かを私は『サムシング・グレート』と名づけましたが、その時点から、もともと自分の中にあった科学と祈り、科学する心と祈る心が無理なく交じり合い、共存共栄するようになったのです」

おふたりに共通するもの、それは科学のどんな力をもってしても及ばない自然界の仕組み、それに対する深い感謝と畏敬の念です。

そのような「サムシング・グレート」に支えられているのが自然治癒力であり、それを治療に活かしているのが私のおこなっている「自然療法」に他ならないのです。

遺伝子学、生物学の考え方は大きく変わってきています。「生命は遺伝子に支配されている」と考えている古い医学から、まったく逆の「生命は遺伝子に支配されていない」と考える新しい医学へと180度の転換を始めているのです。「エピジェネティクス」によって、再発・転移を防ぐ仕組みや、薬の副作用が生じるメカニズムまで明らかになってきたのです。ここまで読まれた読者のみなさんには抗がん剤や放射線、治療法でさえない「がん放置療法」がいかに無意味かお分かりいただけたかと思います。

第5章では「自然療法」を選択し、抜群な治療成績を得て日々を明るく元気に過ごしている患者さんの事例を紹介します。

第5章

「自然療法」でがんに打ち克った人たち

さて、ここからは近藤理論で言う「本物のがん」をみごとに克服された方たちの紹介です。しかも当院初診から5年以上経過しているという条件にも合致している、いわゆる、10万件に1件の人だけを紹介しましょう。紙幅の関係で5名に限定しました。

1 「余命半年」告知から10年、87歳の今も元気な毎日

金○孝○さん（女性、1928年生まれ）、当院初診2006年1月28日
病名・すい臓がん、胃がん。手術直後に余命半年と告知される。

金○さんの症例については拙著『がんを治すのに薬はいらない』で紹介していますので、経緯だけを簡単にまとめておきましょう。

2005年9月、当時76歳の金○さんはすい臓がんの疑いで八王子消化器病院に入院しました。検査によって「すい臓がん」と「胃がん」の2種類のがんが見つかりま

した。いわゆる「多重がん」です。多重がんとは、それぞれがお互いに転移したものではなく、この場合はすい臓がんと胃がんが別々に同時に育っていたのが発見されたということになります。10月11日に同病院で手術がおこなわれましたが、これが「胆のう・胆管・十二指腸すい頭部・胃切除」という、6時間に及ぶ大手術でした。

手術前の説明の際、術後の治療方針として、金○さんの息子さんに「再発の危険性はあるが、高齢なので抗がん剤治療はおこなわない」という話がありました。ところが、手術後の説明では、手術は成功したけれど「余命は半年くらい」に変化したのです。6時間もかけた大手術のすえに助かる可能性がないと告知されたのでは、ご本人はもちろん息子さんにとってもたまったものではありません。もしそうであるなら、手術など受けるのではなかったということになるからです。

そこで息子さんはインターネットでがん治療を検索し、10月末、私に連絡してきたのです。「高齢のため抗がん剤不使用」という主治医の説明を知った私は、「それはかえって幸いというべきです」と返事をしました。主治医に突き放されたような気持ちで落ち込んでいたご本人も息子さんも、退院したらすぐにでも私の治療を受けるつもりでいました。しかし原因不明の高熱が出て入退院を繰り返し、年が明けた1月末にようやく私のクリニックに来院できました。

その当院初診の2日前、金○さんは息子さんに付き添われてがん研有明病院を受診していました。発熱の原因が不明なため、セカンド・オピニオンを求めたのです。ご承知のようにがん研は、国立がん研究センターと並んで日本のがん医療のトップと目される専門病院です。

担当したがん研の医師は、八王子消化器病院からの診療情報提供書を見ながら、「これでよく手術ができましたね。がん研なら、何もしないでそのままお腹を閉じたかもしれません」と言ったそうです。そのくらい難しい病状であったことを認め、手術に踏み切った八王子消化器病院をほめたのです。術後に告げた「余命半年」の告知はありのままの率直な説明だったのでしょう。

このような経緯のあと、金○さんは私の治療を受けるようになりました。食事指導、メンタルケアのほか、週1回の刺絡治療に欠かさず通い、わずか1カ月後には「体調がとても良く、夜もよく眠れるようになりました」と、ご本人が笑顔を浮かべながら語っています。もちろん高熱が出ることもなくなりました。

「自然療法」の良い点は、副作用もなく費用が安いうえに体調も良くなり、ほとんどの検査数値が改善されることです。

そしてあっという間に10年が経過しましたが、金◯さんはすこぶる元気です。現在でも、月に1回は通院し、刺絡《しらく》治療を受けていますが、体調も顔色もとても良く、87歳という年齢には見えないほど元気です。もちろんがんは消えたままであり、10年前に「余命半年」と告知されたことが嘘のようです。

近藤誠氏は高齢者のがん治療について、次のような意見を述べています。

「高齢者の場合、がんでなくとも脳卒中や心臓病で亡くなる可能性が高いのだから、がんも治療せずに放置したほうがいい」と。

すい臓がんは生存率のきわめて低いがんとして知られています。すい臓がんの手術を受けても1年後に生きている人はほとんどいないとされているくらい厳しいのです。おまけに胃がんも併発していた金◯さんの状況なら、近藤氏は積極的に「放置療法」をすすめたかもしれません。そしてほぼ確実に、1~2年以内に亡くなっていたと思います。

しかし、高齢であろうと厳しい状況であろうと、正しい「自然治療」を受ければ金

○さんのように回復し、再発もなく元気で過ごしていけるのです。ついでに申し上げますと、もし脳梗塞や心臓病、糖尿病などがあっても、それさえもいっしょに治すことが可能な治療法なのです。

2 大腸がんの手術後に肝転移、3度の再発も克服

伊○静○さん（女性、1943年生まれ）、当院初診2007年9月18日
病名・大腸がん。術後肝転移、ラジオ波手術を3回受けるもそのつど再発。

がん患者さんがいちばん恐れるのは、がんの再発、転移です。なかには再発を繰り返す方もいます。そのつど、手術や化学療法の苦しい治療に耐えるのは、治癒の可能性を信じているからです。しかし、何年にもわたる治療を受けても治癒の見込みが立たなければ、どんな患者さんでも精神的に落ち込んで当然でしょう。

伊○さんが初めて私のクリニックを訪れたのは2007年9月18日でした。初診

時、私はカルテに「うなだれてとても暗い感じ」と書いています。暗い表情も道理で、前医からの紹介状（診療情報提供書）には、すさまじい闘病歴に加え「統合失調症の疑い」という所見も添えられていたのです。

まず、伊○さんの病歴を簡単にたどっておきます。２００４年11月に東京女子医大病院で大腸がん（S字結腸がん）と診断され、同病院で切除手術を受けています。術後から抗がん剤治療が始まったものの、４カ月後の２００５年３月には肝転移が発見されました。肝臓の右葉に６個の転移が認められ、最大の直径が10ミリと記載されています。このとき内服の抗がん剤投与が開始されています。同病院の消化器外科に移り、肝臓へのラジオ波焼灼《しょうしゃく》手術、さらに抗がん剤投与。しかし翌２００６年４月には２度目の再発が確認され、再びラジオ波焼灼手術と抗がん剤治療がおこなわれました。しかしその効果は認められず、２００７年６月29日には３回目の再発と診断されました。最初の手術から２年半余り経っています。

ラジオ波手術では、目に見えている腫瘍を焼灼《しょうしゃく》するだけで、ほかに残っている見えない程度の腫瘍がまた育ってくるので、根本的に治すことはできないのです。

近藤氏の「本物のがんは何をやっても治らない」という主張どおりの展開です。そして実際のところ、現代西洋医学の治療では再発を防げないし治ってもいないのです。

伊◯さんやご家族は、転移した肝臓の手術を受けるべきかどうかを決めるため、同月末、東京大学付属病院を受診しました。日本医学界トップの東大病院の方針なら間違いないと思ったのでしょう。8月13日に同病院で肝右葉の部分切除手術を受けました。2週間後に退院しましたが、今後の治療方針について、セカンド・オピニオンを希望した伊◯さんとご家族が名前をあげたのが、私のクリニックだったのです。

初診時に伊◯さんは、東大病院からの診療情報提供書を持参されました。有名病院からの紹介状には、丁重さを装いながらも現代西洋医学から外れた治療を見下すようなものが少なくありません。しかし、東大病院からのそれは事実をていねいに記載し、患者さんのセカンド・オピニオンの希望にも快く応じていて好感が持てるものでした。

そして診療情報提供書の最後の部分には、「抗がん剤の臨床試験を提案させてもらっていますが、それ以外には補助化学療法をおこなう予定はございません」と正直なことが書いてあります。補足して説明しますと、「抗がん剤の臨床試験」というのはまだ承認されていない薬剤を使った人体実験です。ですから、治ることなど初めからほとんど期待されていないのです。補助化学療法というのは抗がん剤を指していますが、承認されている抗がん剤でも治ることはありませんのでやりません、という意味になります。

セカンド・オピニオンだけのはずでしたが、私の治療方針を説明すると、伊○さんはぜひ治療を受けたいとのことです。先ほども述べたように、既往症として「統合失調症の疑い」とも記されており、暗い表情の伊○さんを前に私は、この患者さんは特にメンタルケアが鍵になると考えました。

まず免疫状態の検査を受けてもらいました。それまでのたび重なる抗がん剤治療にもかかわらず、伊○さんの免疫力は比較的良好でした。ただ一部の腫瘍マーカーの数値がかなり高く、CT検査などでは見つからなくても、実際は骨に転移している可能性のある数値でした。

その点を踏まえて私は、東大病院の担当医に「骨転移が疑われますが、（ただし画像では発見されない程度）経験上、この程度であれば、肝右葉の部分切除後の再発防止がかなり高い確率で可能と考えています」と返事をしました。この伊○さんのように、どこかのがんが肝臓や肺などに転移している場合は、近藤氏の言う「本物のがん」ですから少なくとも現代西洋医学では治らないとされています。ですから、ずいぶん大胆な返事を書いたと思われるかもしれませんが、私なりに自信があっての言葉です。

しかし、伊○さんの場合、食生活やメンタル面がすべてマイナスの状態でした。食生活の内容を尋ねると、インスタントラーメンのようなものばかり食べていることが判明しましたし、メンタル面も統合失調症の疑いと書いてあったように、一見しただけで暗い状態でマイナス思考に陥っていました。前述のエピジェネティクス理論からすると、マイナス要因ばかりの環境ですので、遺伝子群の働きも乱れていることになります。当時の私はもちろんまだエピジェネティクス理論など知らなかったのですが、ご本人が私の指導する正しい食事を実行してくれれば、あとは精神面の問題だけです。それさえうまくいけば劇的な回復も可能と考え、私は前向きに自信満々の返事を書いたのです。

治療が始まりました。刺絡《しらく》治療を受けてもらうとともに、まず食生活を根本から見直すよう指導しました。さらに伊○さんの場合、メンタル面の指導が重要なポイントと考え、来院のつど、いろんなお話をしました。伊○さんは60歳のときにがんを発症しましたが、まだまだ若い年齢です。まず「自分は必ず治ると信じること」がいかに大切か、そういうふうに心の持ち方を変えることで、実際に治癒した例をいくつもあげて説明しました。多くのアメリカの実例を勉強していたことが役に立ちました。

再発のつど、手術や抗がん剤治療を繰り返しても、一向に治る見込みの立たなかった伊○さんです。初めは、私の話に半信半疑だったことと思います。しかし、自分より症状が重かった患者さんが、心の持ち方や食生活を変えることで治ったという実例を聞き続けているうちに、伊○さんの暗かった表情がしだいに変化していき、少しずつ明るくなっていきました。本当に治るかもしれないという希望の光を、自分のなかに見たのでしょう。

当院での治療を始めて5年、6年と経ちましたが、週1回のペースで来院し、刺絡《しらく》治療を続けてきた伊○さんに、再発の兆候はまったく認められませんでした。回復ぶりもさることながら、彼女の何よりの変化はまるで別人のように明るくなったことです。統合失調症を疑われていたことが信じられない元気ぶりです。乱れていた遺伝子群の働きが正常化に向かっていたのだと思います。

9年経過した現在、伊◯さんは通院する必要もないとご自分で判断されたのか、当院への通院はほとんどなくなっています。しかし、東大病院での定期検査はきちんと受けています。検査に訪れる伊◯さんに、東大病院の主治医は「本当によかったですねえ」と満面の笑顔で声をかけてくれるそうです。伊◯さんからそれを伝え聞くたびに、私もわがことのように嬉しくなってしまいます。2007年6月に手術をしてくださった主治医は当時準教授だったのですが、その後教授に昇任されました。肝胆膵外科の國土典宏教授です。素晴らしい人格者であると評判の先生です。

伊◯さんのカルテには、9年前に東大病院から送られた資料が綴じてあります。そこには手術で切除した肝臓の切片の画像が何枚もあります。見ただけでぞっとするような腫瘍だらけの写真ですが、そんな状態から回復した伊◯さんを心から祝福するとともに、改めて自分の治療法に自信を深めていることを申し添えます。

伊◯さんはがんだけでなく、統合失調症も克服しました。私は精神科医ではありませんので、これについては治療目標にはしていませんでしたが、その想定外の結果が、実は偶然ではないことが最近になって分かったのです。

前述した「植物性食品による国際医療会議」、その第3回アナハイム会議（2015年10月）でのことです。私の席の近くに、アラスカのアンカレッジから参加された80代の女医さんがいました。彼女は精神科医で、弟さんが長年統合失調症を患っていたそうです。専門医の彼女は、なんとか弟さんの病気を治そうと治療してきましたが、ご自分が学んだどんな薬を試みても効果がありませんでした。

ところがプラントベース・ホールフードの食事療法を知り、それを試してみたところ、なんと薬物では治らなかった弟さんの統合失調症が完全に治ってしまったのです。

彼女は、弟さんの治療経過をレポート用紙10枚ほどに克明にまとめており、それを周囲の医師たちに配っていました。

3　すさまじい抗がん剤治療後に出会った「自然療法」

三〇知〇さん（女性、1965年生まれ）、当院初診2010年7月1日
病名・左乳がん。手術の6年後に多発性肺転移、肝転移。

三〇さんは、2年にわたってすさまじい抗がん剤治療を受けましたが、「自然療法」に出会い、みごとに克服した方です。まず三〇さんの病歴をたどります。

2001年7月、杏林大学病院で左乳がんが発見され、同病院で手術を受けました。その後再発防止のためのホルモン治療をうけていましたが、2007年4月に主治医が慈恵医大に転任したため、そちらに移りホルモン治療を継続。しかし、2007年11月に多発性肺転移が見つかり、更に12月には肝転移も見つかっています。乳腺外科の主治医は薬を変えてホルモン療法を続けましたが、腫瘍マーカーが上昇したため、外科医から腫瘍内科医に担当医が代わりました。

腫瘍内科医というのは抗がん剤治療の専門家です。

その新しい主治医のもと、2008年7月初めから抗がん剤治療が開始されました。肺と肝臓の2つの臓器転移ですから、抗がん剤治療もすさまじいものになりました。

三〇さんが私のクリニックを訪れたのは抗がん剤治療開始から2年後の2010年7月でしたが、副作用で心身ともに文字どおりボロボロの状態でした。

持参した慈恵医大の診療情報提供書には、「ドセタキセル(注・抗がん剤)による神経障害で感覚障害、運動障害をきたしており、本人と治療法の変更を検討しているところでした」と書かれていました。治療法の変更とは、別の抗がん剤を使ってみるという意味にほかなりません。副作用を「神経障害、感覚障害、運動障害」と簡単に片づけ、回復の見込みもないのに次々と薬を変更して投与する、それが抗がん剤治療の世界です。治る可能性がないのを承知のうえで、文字どおり死ぬまで抗がん剤を使い続けるのです。

初めて私の前に現れた三〇さんは、脱毛のためウィッグを着用しており、顔色もどす黒く、足のむくみ、しびれもひどい有り様でした。2年間休みなく抗がん剤を投与され続けていたのですから、無理もありません。再発、転移したがん患者さんは多くの方が余命1年と告知されていますが、理由はそのくらいで大半の方が亡くなっていることによるのかもしれません。その意味では、近藤氏の言う「放置療法」のほうが上だろうと思います。ただし「放置療法」は決してベストではありません。

正直なところ私も、三〇さんの治療は難しいなと思いつつ治療をスタートしました。2つ以上の臓器に転移しているがんは、ひとつの臓器に転移している場合と比較すると、とても治りにくいのです。

まず食生活について全面的に見直してもらいました。

次に抗がん剤をやめてもらいました。更に、前医から処方されていた利尿剤や、ほかにも何種類かの薬をすべてやめるように言うと、薬にこりていた三〇さんは、かえって嬉しそうでした。刺絡治療の効果や精神面の話をすると、「こんなにていねいに説明してくれる先生は初めて」と、何度もうなずきながら真剣そのものでした。そんな三〇さんの姿勢を見ているうちに、私は、この方は間違いなく回復すると思えるようになりました。治療に真剣に取り組んでいる人は、そうでない人と比較すると治る確率がとても高くなるのです。

三〇さんは養護学校の教師ですが、学校で生徒たちと食べていた給食の代わりに、自分で作った弁当を持参するようになりました。

三〇さんの治療効果はてき面でした。わずか1カ月後には表情が明るくなり、体重も3キロ減少しました。抗がん剤の副作用で水分が溜まり、下肢にむくみが出ていたのが取れてきたのです。私が「精神的に落ち着きましたか?」と尋ねると、「もちろんです」と力強く答えました。週1回の治療を4カ月続けた頃のカルテには、最上級の笑顔で「良いお正月が迎えられそう」と言われたことが書いてあります。

予想を上回る回復ぶりですが、がんが本当によくなっているのかを確認するためには病院での画像検査などが必要です。当院へ来るようになってから、三〇さんは慈恵医大とは疎遠になっていました。検査を受けに行くようすすめたのですが、ご本人は行きたくないと言います。そこで、私は板橋中央病院の上野貴史医師を紹介しました。

上野医師とは13年ほど前から交流があり、拙著にも何度か登場してもらっています。東京大学医学部出身で西洋医学の主流にある方ですが、私の治療法にもある程度、理解を示してくれています。2011年6月にCT検査を受けた三〇さんは、上野医師から「がんの進行が止まっていますね。免疫力を下げる大変な状況のあとで、進行が止まっていてよかったね」と笑顔で言われたそうです。

すっかり回復した三〇さんに、当院で治療を始めたばかりの他の患者さんたちに、ご自分の体験を語ってもらいました。その折りの話をもとにまとめてみます。

「主治医の言うまま2年間、3週間おきに抗がん剤治療を受けました。髪の毛が抜けるという副作用は知っていましたが、眉毛もまつげも全部抜けてしまいました。味覚障害が起き、節々の重さやだるさもひどく、爪もだんだん変化していったんです。これは治るための副作用だと我慢していましたが、1年過ぎると、体が動かなくなりました。駅の階段を下りるにも手すりをつかんで少しずつという感じでした。眠れないし、化粧しても隠せないくらい顔がどす黒くなっていきました。おまけに顔や足がむくんできて、以前より体重が8キロも増えたんです」

教師という知的な職業の彼女は、抗がん剤に疑問を持たなかったのでしょうか？

「疑問を感じてはいけないと思ったんです。いろいろ調べたりすると迷う、先生のことを信じようと自分に言い聞かせていました。先生は最初からいちばん強い薬を使ったので、病状は現状維持でした。よくなっていなくても、病気が動かないと薬が効いていると、お医者さんは判断するんですね。私が体調の悪さを訴えると、『ほかの先生にも相談してみる』と言うだけ。正直、自分が実験材料になっていると思いました。食事などを相談してみても『何を食べてもいいし、好きなことをしなさい』という返事でした。それも私のほうを見ないで横を向いたままです。先生のその言葉を聞いて、普通なら喜ぶかもしれませんが、私は思いましたね。『もう治らない、人生の終わりが近いから好きなことをしなさい』、そう言われているんだと」

私の治療が始まって1年半経過した頃、三〇さんは別の患者さんの前でこう語っています。

「むくみがすっかり取れて体重が8キロ減り、病前の体重に戻りました。髪の毛はまったく戻っていませんが、気力も充実し、仕事に打ち込んでいます。何より食事がおいしい。抗がん剤の副作用で失っていた味覚を思い出させてくれました。お肉なんか食べなくても、料理を作ることが楽しいんです。この1年ですごく元気になって、抗がん剤治療をやっていた2年間は何だったんだろうと思います。自分はもうダメになると思い込んでいたとき、真柄先生に出会えました。ほんとうに運命的でした」

こういう言葉を聞くと、この治療法をやってきてよかったと、しみじみ思います。

三〇さんの当院初診は2010年7月1日ですから、この本が発売される頃には初診から6年経過しています。画像検査では腫瘍は写っているそうですが、丸6年も固定した大きさであれば、実質的には治ったと同じように解釈することが可能ではないでしょうか？

4　がんで苦しむ患者さんへ、命のバトンをつなぎたい

長〇静〇さん（女性、1958年生まれ）、当院初診2010年10月1日
病名・子宮体がん。手術の2年後に左肺転移。

東京都八王子市の私のクリニックへは、都内をはじめ関東近県はもちろん遠方から通院する患者さんも少なくありません。長○さんもその1人で、仙台市在住です。

２００７年12月、長○さんは子宮体がんが発見され、２００７年12月21日、宮城県立がんセンターで手術を受けました。しかし、２０１０年９月初め、左肺転移が見つかりました。直径８ミリの大きさでした。

再発や転移した患者さんに共通することですが、どなたも強い不安感に襲われます。自分のがんが、近藤氏の言う「本物のがん」であることを突きつけられるからです。しかも彼は「本物のがんはどんな治療をしても助からない」と明言しています。

近藤氏は率直な方ですから、はっきりそう述べていますが、ほかのがん専門医たちも患者さんの前でこそ口にしないものの「再発、転移したがんは治らない」ということは当然知っています。ただし最近は、正直に治ることはないと話す医師もかなり増えています。

そんなときに、「大丈夫です。現代西洋医学以外でも救ってくれる治療法がありますよ」と教えてくれる人がいれば、どんなにか心強いことでしょう。私のクリニックには、かつての患者さんに紹介された患者さんが多く訪れます。

長○さんもそのケースです。左肺転移が見つかったあと、落ち込んでいた彼女に、知人男性が「この本を読んでみたら」とすすめてくれたのです。その男性は東北大学名誉教授・安○先生で、すすめた本は拙著『がん、自然治癒力のバカ力』でした。

安○先生は当院の患者さんでしたが東北大学で、現役のころに理科系の学部の教授を務めた方であり、実は私もお世話になった方です。

私が『がんを治すのに薬はいらない』を執筆していた当時、安○先生に原稿を読んでいただきました。というのも、その本ではエピジェネティクス理論を中心に取り上げており、量子物理学の視点が導入された理論の説明に、門外漢の私は不安を覚え、安○先生に目を通していただいたのです。

そんな安○先生に拙著をすすめられた長○さんが当院を訪ねてきたのは、がん転移が判明してから1カ月後の2010年10月1日でした。あらかじめ本を読んでいた長○さんは、私の治療方針にも十分納得していた様子で、その3週間後の10月21日に転移がんの部分切除手術を受けました。

以後、仙台から月1回のペースで当院を受診しています。また仙台市には、以前私のクリニックで刺絡《しらく》治療の見学をされた鍼灸師さんがいて、長○さんをそこに紹介しました。こうして東京の私のクリニックへの通院と、その合間に、仙台での刺絡《しらく》治療を受けてきた長○さんは、2016年1月12日、宮城県立がんセンターでCT検査を受けたところ、「異常なく、再発は認められない」という結果が出ました。

最初のがん発症から9年近く、肺転移の手術からも丸5年以上、再発していないのです。現代西洋医学では、5年間再発しなければ治癒と判断しますから、もう治ったと言ってもいいでしょう。


がんの種類にかかわらず、最初のがんを手術したあとに5年間再発しない人であれば、世間には大勢いますが、転移したがん（本物のがん）が5年間再発しないケースはほとんどありません。しかも再発すると現代医学の治療では治しようがないから、近藤氏は「本物のがんは何をしても治らない」と言っているのです。

したがって、このように本物のがんが治癒した患者さんが当院で大勢いるとなると、それだけで、近藤氏の説は根本から崩れ去ってしまいます。

長○さんのような症例が出たのは、患者さんから患者さんへの情報リレーや、当クリニックと仙台の鍼灸師さんのネットワークのおかげだと思っています。

5　覚悟を決めてからのめざましい回復。今ではスポーツ三昧の日々。

小○久○さん（女性、1960年生まれ）、当院初診2010年10月14日
病名・悪性リンパ腫、ステージⅣ。抗がん剤も骨髄移植も効果なし。

これまで約3000人の患者さんを診てきて思うのは、がん治療においては精神面がいかに重要かということです。食生活は本人やご家族の努力で改善できますが、精神面では持って生まれた性格もあり、私が「心の持ち方を変えれば治ります」と説明しても、ご本人にとって意識を変えることは、簡単にはいかないものです。

しかし、なかには土壇場にまで追い詰められて開き直り、「やれることをやるしかない」と覚悟を決める人もいます。そういう人は驚くほどめざましい回復を見せることが多いのです。その代表選手のような方、小○さんのケースをご紹介しましょう。

小○さんについては、拙著『がんを治すのに薬はいらない』に登場していただいて

いますが、「千葉市在住、首都圏にあるS病院で悪性リンパ腫と診断された」と記していいます。当時、小○さんが私の治療を受けていることを病院の主治医に知られたくないという意向で配慮したのですが、実際は千葉県の成田赤十字病院です。ご自宅も成田市ですが千葉市在住とさせていただきました。

小○さんはがんが発症してすでに9年経ち、今では元気な「スポーツウーマン」に変身しています。その回復の最大の要因は、もちろんご本人の努力ですが、成田赤十字病院や私のクリニックがそれぞれの治療法で寄与しているためと判断し、病院名を明かすことにしました。

その成田赤十字病院で、小○さんが悪性リンパ腫と診断されたのは2007年7月です。「びまん性大細胞型」と呼ばれるタイプで、ステージⅣ、つまり最悪のⅣ期です。悪性リンパ腫には抗がん剤が効果を表すこともあります。そのため小○さんは同病院に入院し、3週間おきに8コースの抗がん剤治療を受けましたが、彼女の場合、そんなもので治るレベルではなかったのです。

果たして3年後に再発、別の抗がん剤治療を3コース受けた結果、主治医から「効果が見られません。あとは骨髄移植しか方法はありません」と言われました。201

0年7月、小○さんは自家末梢血幹細胞移植術を受けました。退院後、通院治療になりましたが、検査のたびに血小板が減っていて、主治医から「このままでは再々発の可能性があり、今度は別の方法の骨髄移植を検討したい」という説明をされました。

抗がん剤治療もそうですが、骨髄移植手術も苦しいものです。患者さんは治癒の希望を頼りにその苦しさに耐えているのですが、小○さんはそれまで同じ病気の患者が次々に亡くなっているのを見てきています。ここで彼女は「自分自身で治療法を探そう」と決意しました。自ら書店を回ってがん治療の本を探し、出会った本『がん、自然治癒力のバカ力』を読んで、「これだ！」と思ったそうです。

小○さんが初めて私のもとを訪れたのは2010年10月14日。165センチと大柄な彼女は、私が予想していたよりずっと明るく態度も堂々としていました。病歴を尋ねると、がんの前にも膠原病や十二指腸潰瘍に罹っており、ある意味で病気によって精神面が鍛えられていたのかもしれません。しかし、ステージⅣのがんという深刻な病状に対する思いは、本人にしかわかりません。

私の本をすでに読んでいた小○さんは、治療法についてもきちんと理解しており、すぐに食生活の見直しを始めました。成田赤十字病院には定期的な血液検査のために通っていて、そのつど主治医から抗がん剤を処方されていましたが、自分からそれを捨てるようになりました。治療を開始して2週間後に「前回の鍼治療で体がポカポカしてきました。お通じの回数も増えてきました」と語り、1カ月後には、「こちらの治療を受けるようになって、今まで続いていた血小板数の低下が止まりました」と報告してくれました。

出足好調ですが、初診から3カ月余り経った頃、思わぬ出来事がありました。2011年1月27日「キャンテクト」という遺伝子検査を受けてもらったところ、リスク値が最高の「100」という結果が出たのです。これは、がんに関連した多くの遺伝子群の働きが最悪であり、がんが進行する可能性が非常に高い状態にあることを意味していました。

ちなみに検査を受けた時点では、それまですでに320人ほどの患者さんに同じ検査を受けてもらっていたのですが、「100という最悪の数値」は小○さんただ1人です。この結果を伝えるとき、私もさすがに緊張しました。ところが、ご本人は平然としているのです。あとで彼女が話したことをまとめると、こうなります。

「前の病院でこれしか方法がないという骨髄移植を受けても経過が思わしくなかった。そして、また骨髄移植をと言われている。要するに、今の医学では助からないという意味でしょう。そこに、遺伝子検査で100という最悪の数値です。こうなったらもう自分で腹をくくり、やることをやるしかない」

それを聞いた私は、この人は治るかもしれないと改めて思ったものです。ブルース・リプトン博士が指摘するように、意識の劇的な変化は遺伝子群の働きを劇的に変えることがあるのです。私が「100までいったのだから、もう上がることはありません。あとは下がるだけ。いっそ新記録を狙いましょう」と励ますと、小◯さんも「狙います！」と宣言しました。

それまでも私の治療に積極的に取り組んでいた小◯さんは、さらに前向きになりました。それに呼応するように病状もどんどん改善していき、2011年3月末頃から5月頃のカルテにはこう書いてあります。

「血液検査結果持参。血小板が前回の5・2万から10・5万に増加」

「駅の階段が楽に上がれるようになった」

「血小板、さらに上昇を続けている」

「病院の主治医が不思議そうな顔をしている」

前述したように小○さんは私の治療を受けていることを隠していましたから、検査をするたびに改善していく様子を見て、主治医が不思議に思うのは当然だったと思います。5月19日のカルテには、「また移植手術をやるところだったのにねぇ、と、主治医が驚いている」という小○さんの報告が記されています。

遺伝子検査から半年経った7月28日、本人の希望で2回目の検査を受けることになりました。結果は前回の「100」から「23・4」という急降下。リスク評価も「A」レベルで、文字どおり新記録達成でした。病気に対する意識の変化によって、こんなにも遺伝子群の働きが正常化するのかと、私自身も嬉しい驚きでした。

その頃のカルテには、「水泳を始めて昨日は600メートル泳ぎました」というような報告がカルテに書いてありますが、水泳にとどまりません。ボウリングやカラオケなども始めたのです。「まだガターばかり」という小○さんに、「頑張ってね。いいスコアが出たら持ってきて」と私が言ったところ、2015年5月には「先生、ほら、180!」と誇らしげにスコア表を差し出しました。

その後も小○さんの病状は回復の一途をたどりました。

この本の原稿がほぼ完成した2016年5月に改めて尋ねてみたところ、最近221のスコアを出したそうです。気をよくしている小○さんにもうひとつ質問してみました。「成田赤十字病院の主治医に当院での治療を、まだ隠しているのですか」と。驚いたことにまだ隠しているのだそうです。正直に話せばきっとその先生も喜んでくれると思います。

もう治癒と言ってもいい小○さんですが、それでも毎週、成田市から八王子まで来院し、刺絡治療を続けています。「私の体験がお役に立てば」と、ほかの患者さんとの対話も快く引き受けてくれる、私にとっては、まさに「理想的な患者さん」です。

すい臓がんから生還し、高齢でも海外旅行に行けた

「通院していた病院より『すい臓がんではあるが、92歳という年を考えると、病院としては何の治療もできません』と言われ、すがる様な思いで、真柄先生のクリニックをお訪ねしたのが、昨日のことのように思い出されます。

病院から話を聞いたときは、真暗闇でした父、母、そして家族の思いが、まるでうそのように、つい最近、父は93歳の誕生日を、子供や孫に囲まれてとても楽しく、すごすことができました。

真柄先生にお目にかかってからの父の変化は、本当に目覚ましいものがございます。それは、父と会うほぼすべての方も気付いて下さいます。

まずは大きな変化として言えるのは、食欲が出て、行動力にもあふれ、人生に積極的に歩みだした気が致します」


これは2008年6月に私のもとへ届いた手紙の一部です。お父様への思いがこもっており、いただいた私もジーンとする感動的な手紙です。全文は拙著『がん、自然治癒力のバカ力』（現代書林、2009年）の冒頭に掲載しています。

手紙の差出人、林早紀子さん（実名）の文面からもお分かりのように、お父様は92歳のとき、すい臓がんが発見されました。診断した慶応大学病院では「高齢のため何の治療もできない」と告げられました。すい臓がんは、数多いがんのなかでも生存率がきわめて低く、数カ月で亡くなるケースも少なくありません。ですから同病院の真意は「このまま何もせずに最期を迎えさせてあげてください」というものでしょう。つまり、近藤氏の「放置」と同じです。

どんなに高齢であろうと、ご本人は生きていたいものですし、ご家族も同じ思いです。また、それに応えるのが医師の役目だと私は信じています。

当院で治療を受け始めてから半年後のその手紙には、「がんの進行がまったく止まっている」という検査結果が書いてあります。それだけでなく、持病とあきらめていた老人性の乾燥肌もしっとりとした正常な肌になり、10年前に患った脳梗塞の後遺症である言語障害まで改善されたのです。私が初めてお会いした頃には言葉が出ず、ほとんど話せない状況だったのが、4～5カ月経ったころには、ほぼ普通にちかく話せるようになっていました。そんなお父様に驚いた彼女は「先生のお考えに基づいた生活に切り換えて、人間本来の食生活をとりもどし、いつの間にか父が病気であることすら忘れる日々が多くなりました」と綴っています。

この手紙のあと、お父様はご自分から「スイスの親戚を訪ねたいのですが、海外へ出かけても大丈夫でしょうか?」と私に尋ね、私は「これまでの治療経過から見ると、問題ないでしょう。どうぞ海外旅行を楽しんできてください」とお答えしました。私の言葉に目を輝かせたお父様は、実際にスイスへ出かけました。それも夏の暑い盛りでしたが、旅を堪能され、元気に帰国しました。

最初に病院の主治医から言われたように何の治療もせず、放置していたら、どうなったでしょうか。ご本人はもちろん、ご家族も迫りくる死の影に怯える日々を過ごさねばならなかったことでしょう。最期はがんではなく、心臓発作によるものでしたが、充実した最晩年を送り、天寿をまっとうされたと言えるのではないでしょうか。

現代医療も代替医療も、めざすは一点

実は、娘さんの林早紀子さんについては後日談があります。ある年の暮れ、今度はご自分の大腸がんの疑いについての相談で来院されたのです。そこで私が彼女に紹介したのが、東京大学医学部の藤城光弘教授です。

その少し前のことですが、「別冊宝島」が『がんに克つ！　最新治療2012年版』という特集誌で、がん治療各分野の医師100人余りを取り上げました。私も免疫医

療分野の医師として取材を受けましたが、同じ雑誌に登場していたのが藤城教授です。「大腸の内視鏡的粘膜下層剥離術の第一人者」として紹介されており、面識はなかったものの、「この先生に相談してみたら」と彼女にすすめたのです。

さっそく藤城教授に連絡を取り「真柄先生のご紹介で」と告げたところ、年末休暇に入っていたにもかかわらず、「休み中でもいいですから、いらしてください」と快く診察を引き受けてくれたのです。

その結果、幸いがんはまだ疑いの段階で、しばらく様子を見ることになりましたが、藤城教授は実に誠実に対応してくれたそうです。その報告を聞いた私は、東大病院にはよい先生がいると実感したものです。

この章で、大腸がんが3度も再発した伊○さんについて述べました。東大病院で手術を受けた際の執刀医が國土典宏先生でした。当時は准教授でしたが、その後教授になっています。手術後、当院での治療にも理解を示してくださった國土教授は、彼女が検査に訪れるつど、「再発しないでよかったですね」と、心から喜んでくれるということも、すでにお話ししたとおりです。

正直に言えば私は、日本医学界における権威主義の象徴的存在とでも言うべき東大病院に対して、それまであまり好感を持っていませんでした。しかし、こんなふうに変わってきているのです。國土教授も藤城教授も同じ消化器系ですから、私の治療法について話題になったことがあるのかもしれません。「自分たちのやっている現代医療とまったく違う治療法で効果を出している医師もいる」、そんな話が交わされたかもしれません。

東大病院の藤城教授から私あてに届いた報告書のなかに、こう書いてありました。

「今後に関しては、貴院と連携して診療に当たっていきたいと思います」。

報告書という枠のなかで、なにげなく書かれた文章ですが、「双方の力を合わせてやっていきましょう」ということだと思います。

まったく同感です。がん治療に、現代医療と代替医療を線引きする必要はありません。互いの欠点をあげつらっても、患者さんには何の意味もないことです。双方ともにめざすところはただ一点、病気に苦しむ患者さんの病状の改善、さらには治癒にほかならないのですから、双方の長所を活かして治療に当たる、それが何より大切と、改めて自分に言い聞かせています。

あとがき

この本も完成間近というある日、慶応大学医学部の学生から、電話がありました。私の本を読んで感動し、見学したいという内容でした。

新規の患者さんに対して私は約2~3時間かけて説明するのですが、本書の担当編集である加藤氏も診察の見学を希望していたので、さっそくその場に同席してもらうことになりました。

名門大学の学生さんの見学自体、私にとって嬉しいことですが、こともあろうに、この本では「近藤理論」の批判をしており、慶応大学は近藤誠氏の出身校、かつての勤務先で、彼の大先輩にあたるわけですから、何かの因縁を感じました。

現役医学部の学生で、これから医師になろうとしている人が、現在の医学に問題意識を持っているということも珍しいのですが、このような人が順調に実力を伸ばしてくれれば、未来の日本を救う人材になれるということであり、私としては大歓迎すべきことです。

現代医療は患者さんを薬で治そうとします。西洋医学の歴史をふり返って見ると、確かに感染症の治療では、薬は大きな効果を発揮してきました。しかし、生活習慣に起因する慢性疾患、たとえばがん、心臓病、脳血管疾患、糖尿病、膠原《こうげん》病、アレルギー疾患、精神病などの多くの疾患に対しては副作用だらけの対症療法をおこなっているのみで、薬が根本的に病気を治すことはできません。

現実に、「医師の集団が長期のストライキをすると死亡率がぐんと下がる」という皮肉な現象が世界のあちこちで証明されているのです。たとえば、1973年にイスラエルの首都テルアビブでストをしたときには死亡率が50パーセント低下していますし、1976年にコロンビアの首都ボゴタでストをしたときには死亡率が38パーセント低下したことが知られています。このような歴史的事実は、医師の出す薬は病気を治せないだけでなく、むしろ生命に対して危険であることの何よりの証拠です。

現代医療は、ことあるたびにエビデンスに基づく医療ということを言い、あたかも科学的証拠によって証明されていると主張しているのですが、本当に正しい医学であるならば、医師の集団がストライキをしたら、死亡率は大幅に上昇するはずです。ところが歴史的事実は逆の結果を示しているのです。

病気を治せるのは、唯一、あなた自身に備わっている「自然治癒力」だけです。そのための重要なポイントが毎日の食事です。そのことに気づいて勉強し、努力したほんのわずかな人たちだけが本当の健康へたどり着ける。それが日本の悲しい現実です。

最近になって、このような重要な事実に気づくと同時に、プラントベース・ホールフードの食事法のもたらす素晴らしい結果を理解した医師がアメリカでは着実に増えています。アメリカには、「責任ある医療を推進する医師会」（ＰＣＲＭ= physicians Committee for Responsible Medicine）の存在が有名ですが、２０１４年時点での登録された医師数が１万１０００人を超えています。そして日本ではこのやり方で実績を残しているのは、今のところ私だけという寂しさです。

正しい知識を身につけた医師が「自然療法」を実行すると、近藤誠氏が最善であると主張する、「放置療法」の１千倍以上（注、まえがき参照）のとてつもなく大きな力を引き出すことができます。自然の持っている仕組みはそのくらい大きくてかつ強いのです。本書をきちんと読んでくださったあなたは、そのことを十分に理解されたと思います。

「自然療法」の基本になっているプラントベース・ホールフードの食事法は、医師だけでなく、アメリカ国民の間でもこの10年間で急速に広がり始めています。それに関しては拙著『食は現代医療を超えた』（現代書林、2015年）でも紹介しました。その土台を築いた中心人物がT・コリン・キャンベル博士です。アメリカの一般国民に広く彼の名前が知られるようになったのは、2005年に出版された『The China Study』でした。この本は『葬られた「第二のマクガバン報告」』（松田麻美子訳、グスコー出版、2009年〜）というタイトルで上・中・下の3巻で出版されていましたが、のちに1冊にまとめられ『チャイナ・スタディー』（松田麻美子訳、グスコー出版、2016年）と改題して再出版されました。809ページに及ぶ大作です。

そして結果的に欧米のがん死亡率を大幅に下降させることになったキャンベル博士が、その研究成果を一般国民に知らせようとしたときに、さまざまな業界が執拗に妨害しました。『チャイナ・スタディー』の第13章では、どの業界がどのように妨害したのかを、実名で告発しています。なんと、医学界までが大きな妨害をしているのです。一流大学の医学部教授たちがどのような方法でどのような妨害をしたのか……。

国民の命を預かっているはずの医学界がなぜそこまでやるのかという実態をみなさんにお知らせしたいと思います。しかし、私が手を加えて紹介したのでは、簡単に信用してもらえない可能性があるし、また誤解を招きかねません。

そこで、私は無理を承知で「第13章をそっくりそのまま拙著に転載させていただきたい」と、グスコー出版と訳者の松田麻美子さんにお願いしてみました。異例とも言える長文の転載を快く了承してくださいましたグスコー出版と松田さんに、この場をかりて心よりお礼を申し上げます。

付章

癒着に支えられている「科学」の暗部

※『チャイナ・スタディー』より35ページ完全収録

●イカサマ商法と健康詐欺

バージニア州ブラックスバーグ郊外のマウンテン・バレーに住んでいたとき、家族でちょくちょく近所に住んでいたキンゼイさんの家を訪れた。

キンゼイさんはすでに農業の仕事から引退していたが、私たち家族にいつもおもしろい話を披露してくれた。その話の中で私のお気に入りは、コロラドハムシ（ジャガイモにつく害虫）絡みの悪徳商法にひっかかった話だった。

キンゼイさんの現役時代、まだ殺虫剤を使うようになる前は、ジャガイモにコロラドハムシがつくと、手で虫を一匹ずつ取り除き、殺さなければならなかったという。

ある日キンゼイさんは農業雑誌で、「強力コロラドハムシ殺虫器、五ドル　特価にて販売中」という広告を見つけた。当時の五ドルは、少額というわけではなかったが、キンゼイさんは、ハムシの退治にはもう辟易していたので、この投資は無駄ではないと思い、注文した。

しばらくして、その強力な殺虫器が届き、さっそく包みを開けると、二つの角材と使用法が記された説明書が入っているだけだった。それには次のように書かれていた。

①角材を一本取り出す。②コロラドハムシを角材の平らな面に載せる。③もう一本の角材を取り出し、コロラドハムシの上からしっかりと押さえつける。

「ペテン」「詐欺」「明らかなインチキ」は、歴史と同じほど古くからある。しかし、現在の世の中で「健康分野」での被害ほど、この手のイカサマにだまされてきたものはおそらくないだろう。若くして健康を失った人の多くが、この手のインチキ商法にだまされ、悲しい経験をする。当然のことながら、こうした人たちは「役に立つかもしれない」と思われるものはほとんどどんなものでも信じ、試そうとしている。そのため、彼らは被害を受けやすい消費者の一団といっていい。

医学界によると、一九七〇年代の半ばには、究極の「健康詐欺」が登場したという。主人公は主にアンズの核から作られる「レアトリル」と呼ばれる天然の化合物で、ガンの代替医療に使用されるものだった。

もしあなたがガンに冒されたとしよう。かかりつけの医師による治療では改善されず、このうえはメキシコ北部にあるティファナを訪れてみよう、と計画するかもしれない。

『ワシントン・ポスト』紙は、フロリダ州在住の三三歳の女性、シルビア・ドットンの話を詳細に報じている。

シルビアは卵巣からすでにリンパ・システムに転移しているガンの進行を阻止するため、最後の頼みの綱として、「レアトリル療法」に挑んだのである。友人や教会の仲間が「レアトリル療法」のことを聞いて、シルビア夫妻に話したからだ。この記事の中で、シルビアの夫は、次のように述べている。

「この地域には、ガンで亡くなるだろうと宣告されたにもかかわらず、レアトリルを使用した結果、今ではテニスを楽しんでいるという人たちが少なくとも一〇人はいるんだ」

しかし、「レアトリル療法」には非常に問題点が多い、と指摘されていた。医学界の中には「レアトリルが腫瘍に何の効果もないことは、動物実験によって繰り返し証明されている」と言う人もいる。

このため米国食品医薬局は、「レアトリル」の使用を禁止することにした。その結果、国境のすぐ南にあるティファナの病院が評判になったのである。

ある有名な病院では、「レアトリル」によって年間二万人ものアメリカ人患者を治療しているという。残念なことに「レアトリル」が効かなかった患者の一人がシルビア・ドットンだったのだ。

しかし、「レアトリル」は代替医療に使われるたくさんの健康製品の一つにすぎない。一九七〇年代の終わりまでに、「魔法の効果」が約束されているさまざまなサプリメントや製品に、アメリカ人は毎年一〇億ドル（約一〇〇〇億円）費やしてきた。

この中には、無限のパワーを秘めたビタミンとしてもてはやされているパンガミン酸や、種々の蜂の調合食品、それにニンニクや亜鉛を含むサプリメントなどが含まれていた。

同じ頃、科学の世界では、さらに多くの「健康情報」、特に「栄養情報」がすさまじい勢いで生み出されていた。

一九七六年、**ジョージ・マクガバン上院議員**は心臓病の予防改善効果のために、脂肪の多い動物性食品の摂取量を減らし、果物や野菜の摂取量を増やすことをすすめる、「ダイエタリー・ゴール（食事改善目標）」の草案を作成する委員会を招集した。

「心臓病と食べ物」とを関連づけているこの報告書（いわゆる**『マクガバン報告』**と呼ばれるもの）は、草案の段階であまりにも大きな騒動を巻き起こしたため、発表前に抜本的な見直しが求められた。

のちにマクガバン氏と話をしたとき、一九八〇年の選挙でマクガバン氏と農業の盛んな州出身の有力議員五名が落選した、と教えてくれた。

落選の理由の一つは、動物性食品業界にあえて挑戦したためだった、という。

だが、一九七〇年代の末には、『マクガバン報告』は政府を動かして、史上初の「ダイエタリー・ガイドライン（食事指針）」を作成させることに成功している。

これは、『マクガバン報告』と同様のアドバイスを普及させるためだ、と噂された。

ほぼ同じ頃、「食品添加物は安全か」「サッカリンはガンを引き起こすか」といった食品問題に関する政府討論会が開かれ、大々的に報道された。

●「科学の砦」の中での役割

一九七〇年代、私はこの急激に変わりつつある環境の真っ只中にいた。一九七五年までにフィリピンでの研究プログラムを終え、コーネル大学で生涯勤められる終身教授職を引き受け、実験室での研究に没頭していた。

フィリピンで行なったアフラトキシンと肝臓ガンに関する私の初期の研究（第2章）のいくつか

が広く関心を呼び、それに続いて行なっていた栄養因子、発ガン物質、そしてガンについての研究（第3章）が国中の注目を集めていた。

当時私は、「栄養とガン」に関する基礎研究を行なっている、アメリカ国内にわずか二つか三つしかない研究室の一つを持っていたのである。

一九七八年から一九七九年にかけ、栄養学研究の中心地であるメリーランド州ベセスダで仕事をするため、コーネル大学に研究休暇を申請した。

ベセスダで私が一緒に仕事をした組織は、「米国実験生物学会連合（ＦＡＳＥＢ）」（注）だった。病理学、生化学、薬理学、栄養学、免疫学、生理学を代表する六つの研究学会がこの連合会を構成していた。

【注】「ＦＡＳＥＢ」とは、The Federation of American Societies for Experimental Biologyの略。

「米国実験生物学会連合」は六分野すべての年次合同会議を主催し、これには二万人以上の科学者が参加していた。

私はこのうちの栄養学および薬理学の二つの学会のメンバーになっており、特に「米国栄養学会」（現在では「米国栄養科学学会」と改称）で活動していた。

主な仕事は米国食品医薬局と請負契約し、サプリメントの使用がもたらす潜在的な危険性について調査する委員会の会長を務めることだった。

会長職にある間、同学会連合と米国議会との間の連絡窓口だった「広報委員会」にも招かれた。

「広報委員会」の任務は、米国議会の活動を掌握し、議員との対応の際、自分たちの学会の利害を主張することだった。

我々は政策・予算・財務状況を検討したり、国会議員と会ったり、著名な会議室の大テーブルを囲んで会議を開いたりした。

この期間、「科学の砦」の中にいるという気持ちになることがよくあった。「広報委員会」での私の役目は「米国栄養学会」を代表して、まず「皆から妥当だと思われる栄養学の定義」を決めねばならなかった。これは人々が思っているよりずっと難しいことだった。「米国栄養学会」のメンバーには、一般の人々や地域社会が関与する応用栄養学に関心を持っている科学者がいた。また薬として食べ物から摘出された化合物に関心のある医師もいたし、摘出した細胞や、識別された化学物質だけを使った研究をしている学者もいた。

栄養学の研究は、人間ばかりではなく家畜に対しても力を入れるべきだと考える人もいた。

このように栄養学のコンセプトは明確になっていなかったので、はっきりさせることが重要だった。しかも平均的なアメリカ人の考える栄養学は、さらに多様で不明瞭だった。

消費者は今日までずっと流行に惑わされ続けてきたにもかかわらず、依然としてダイエット本や政府筋などの情報や、さまざまな情報源からのサプリメントや食事指導に関心を抱き続けていた。

一九七九年の晩春のある日、いつもより多忙な業務をこなしていたとき、「広報委員会」の調整役も務める、「米国実験生物学会連合」広報部長のエリスから電話をもらった。

エリスは、「学会連合内の組織『米国栄養学会』の中にもう一つ別の新組織が計画されているのですが、きっとあなたの興味を引くはずです」と知らせてくれたのだ。

それは「公衆栄養情報委員会」と呼ばれるもので、仕事の一つは、一般の人に提供するための「適切な栄養アドバイス」を決定することだという。

「新しい委員会がしたいことと、広報委員会で行なっていることとの間には、たくさんの重複部分があります」とエリスは言った。

私も同感だった。

「興味があれば、あなたを広報委員会事務局の代表として、この新しい委員会にお迎えしたいのですが……」とエリスは続けた。

この提案は私にとってすばらしいものに思えた。というのは、当時はまだ自分のキャリアを築く時期で、そのためには何人かの著名な栄養学者の専門的な意見を聞きたいと考えていたからだった。

設立委員らによれば、栄養情報を発信する「最高の組織」に発展していく可能性があるのは、新設される「公衆栄養情報委員会」だということだった。

例えば、栄養に関する「いかがわしい情報」を調査する役割を担っているようだった。

●政府系〝栄養委員会〟新設の裏側

この「公衆栄養情報委員会」が新設されようとしていた頃、名声が高い「全米科学アカデミー

（NAS）のメンバーの間で大混乱が起こっていた。

同アカデミーのフィル・ハンドラー会長とアカデミーの内部組織である「食品栄養委員会」との間で、あからさまな紛争が起こっていたのである。

ハンドラー会長は、「食べ物と栄養とガン」について審議し、その報告書をまとめるために、アカデミーの外部から著名な科学者グループを参加させることを望んでいた。

だが、これを「食品栄養委員会」は認めようとしなかった。なぜなら「食品栄養委員会」自身、報告書作成の指揮をとることを望んでいたからである。

実はこのとき、アカデミーはこの報告書作成にあたって、米国議会から財政的支援を受けていた。このような資金援助を受けながらこのテーマが検討されることなどかつてなかったことだった。

一方、「食品栄養委員会」は、肉・乳製品・卵などの業界から強い影響を受けていることが、科学界では広く知られていた。

委員会の二人のリーダー、ボブ・オルソンとアルフ・ハーパーは、こうした食品業界と強いつながりがあった。

オルソンは卵業界から厚遇されているコンサルタントだったし、ハーパーの場合は、収入の一〇％を大手乳製品会社などから得ている、というのがもっぱらの評判だった。

結局ハンドラーは、全米科学アカデミー会長として、一九八二年度の報告書『**食物・栄養とガン**』を書くための科学者グループを、内部組織の「食品栄養委員会」からではなく、アカデミーの外部から招集したのである。

あとでわかったことだが、その報告書作成委員に選ばれた一三人の科学者の一人が私だったのである。

予想どおり、アルフ・ハーパーとボブ・オルソン、そして「食品栄養委員会」内部の同僚たちは、この画期的な報告書作成の主導権を失ったため不満でいっぱいだった。

「報告書は、食習慣と病気に関する国の見解にきわめて重要な影響を及ぼすことになるだろう」ということが、彼らにはわかっていたのである。

「アメリカのすばらしい食習慣が批判されることになり、おそらくガンの原因としてこの食習慣が指摘されるかもしれない」と彼らは恐れていた。

アカデミー内部の関連組織「消費者連絡委員会」の委員長ジェームス・S・ターナーは、「食品栄養委員会」に対して批判的で、次のように述べている。

「食品栄養委員会は、食習慣と病気に関して、最新の栄養科学情報とはかけ離れた見解を共有しており、改革に抵抗する科学者グループによって支配されている、と断定するほかはない」

●業界支持派メンバーとの対立へ

食物と栄養とガンに関する報告書作成プロジェクトの主導権を失ったあと、「食品栄養委員会」は食品業界がダメージを受けないよう対策を講じる必要があった。

対策とは、すぐに別組織を「米国栄養学会」の内部にもう一つ新設することだった。それが前述の「公衆栄養情報委員会」だったのである。

新設された組織のリーダーは、ボブ・オルソンとアルフ・ハーパー、そして長年業界の科学顧問をしているトム・ジュークスだった。三人はいずれも大学教授の地位にあった。

私は当初、このグループの目的について気づいていなかった。しかし一九八〇年春、最初の会議が開催される頃には、自分がこの一八名いるメンバーの中で唯一、食品メーカーや薬品会社、およびその関連団体などの業界とは無関係な人間であることがわかった。

この委員会は業界に有利になるように働く人々の集まりで、メンバーたちは現状維持の牙城の中に立てこもっており、職業上彼らが所属する団体、友人、そして親交のある人々は、すべて業界支持派だったのである。

彼らは自ら肉がたっぷり入ったアメリカの食事を楽しみ、「自分たちの見解は間違っている可能性がある」などと考えるようなことはあえてしなかった。

なかには動物性食品の会社から支払われるファーストクラスの旅行経費や、気前のいいコンサルタント料など、相当の恩恵を享受している者もいた。

このような行為に関しては、どれも違法ではないが、深刻な「利益の対立」をあらわにするものだ。すなわち、「公衆栄養情報委員会」のほとんどのメンバーは、国民のためになる仕事をするのが困難な立場に置かれていたのである。

業界と「公衆栄養情報委員」との深いつながりが明らかになるにつれ、この関係は「タバコと健康」をめぐる状況と似ていることがはっきりしてきた。

タバコの場合は、その危険性を証明する科学的な証拠が世に出てきたとき、喫煙を強く擁護する健康の専門家たちが多く存在した。

例えば『米国医師会ジャーナル』誌はタバコ製品を支持し続けていたし、多くの科学者が喫煙をしっかりと擁護するため、自分たちの役割を果たしていた。

擁護した科学者は多くの場合、自分たちの面子を失わないように、という警戒心からそうしたのである。

しかし、喫煙にとって不利な証拠が徐々に増えてくるにつれ、学者としての警戒心からではなく、明らかに個人的な偏見と欲望からタバコ産業を擁護している科学者が相当数いたことがわかってきた。

タバコを取り巻く状況と比べ、なんと私の場合は、栄養情報のメリットを評価するはずの委員会メンバーであり、しかも、熱烈に業界を支持する学者ばかりで構成される委員会の一員だったのである。

私は「米国実験生物学会連合」広報部長の命を受けての就任だったため、業界の取り巻き連中とは縁のない、唯一の存在だった。

当時の私はまだ、標準的なアメリカ人の食習慣に関し、賛成か反対か、自分なりの意見をまとめるほどのキャリアには達していなかった。

何よりも私は公平かつオープンな討議を進めていきたいと思っていた。だがその討論で、すぐに私は、この新組織と対立することになってしまったのである。

●インチキ扱いされた『マクガバン報告』

一九八〇年四月、私は「公衆栄養情報委員会」の最初の会議に、高い志と偏見のない素直な気持ちで出席した。

しかし、最初の瞬間から、自分がキツネの巣に迷い込んだ一羽のニワトリであることがわかった。

つまり、私を含めて科学者というものの多くは、人々の健康を最優先し、客観的な意見を支持するために研究し、その中で仲間と情報交換するものだが、ここにいるメンバーはそうではなかったのだ。

委員会の二度目の会合で、委員長のトム・ジュークスが、「公衆栄養情報委員会」の使命に関する手書きのプレスリリース（新聞発表）案を配布した。

プレスリリース案の内容は、「公衆栄養情報委員会」の結成発表に加え、委員会が公表しようとしている栄養関連の「インチキ情報」と称するものを列挙していた。

いわゆる「インチキ情報」と呼ばれるリストにざっと目を通したとき、私は一九七七年の『マクガバン報告』がそこに掲載されているのを見て呆然としてしまった。

一九七六年に最初に起草された比較的穏当な『マクガバン報告』は、「肉や脂肪の摂取量を少なくし、もっと果物と野菜の摂取量を増やすことが心臓病を予防すると思われる」としていた。

しかし、この案では、『マクガバン報告』は、大いに非難されたレアトリルやパンガミン酸と同様「単なるインチキにすぎない」と述べられていたのである。

要するに、「私たちの食習慣をもっと果物と野菜、全粒穀物の方向へ変える」という忠告はインチキだというのだ。

これは、「自分たちこそが、信頼できる科学情報の絶大なる権威である」という「公衆栄養情報委員会」の能力を示すための企みだった。

私は新設された委員会の一員となることを楽しみにしていただけに、内容を知ってショックを受けた。

当時の私は特定の食習慣にこだわっていたわけではない。

しかし、全米科学アカデミーの「食物・栄養とガン」に関する画期的な委員会の一員となり、心臓病研究についで今度はいよいよガン研究についての第二の『マクガバン報告』的な内容のものを推奨するだろう、と予測していた。

私も詳しく知っている研究は、「マクガバン上院議員のダイエタリー・ゴール委員会によって作成された、『マクガバン報告』の控えめな忠告は正しい」ということを十分証明しているはずだった。

最初の会議で私の隣に座っていたのは、アルフ・ハーパーだった。彼がマサチューセッツ工科大学で栄養科学部の一般食品学教授だった頃から、私は大いに尊敬していた。

この会議の初めに手書きのプレスリリース案が手渡されたとき、私はハーパーのほうに体を寄せて、「インチキ情報リスト」に『マクガバン報告』が載っている個所を指し、不信感を隠さずに「これを見ましたか?」とささやいた。

するとハーパーは、私の困惑や疑惑に気づき、「委員会の中には、このリストに対し別意見を持つ高潔な人たちがいます」と自分の考えを遠慮なく述べたのである。

そのあとは気乗りしない討論が続き、結局このプレスリリース案の公表を差し控えることに決めたのである。

会議は、プレスリリース問題に結論を出したところで終わった。私にとってこれは、「うさんくささの始まりだった」としか言いようがなかった。

それから二~三週間後、私はすでにニューヨーク州北部の自宅に戻っていたのだが、テレビのスイッチを入れると、モーニングショーのトム・ブローコー（NBCテレビの人気ニュースキャスター）が画面に現われ、「栄養摂取」のテーマで、こともあろうに、あのボブ・オルソンと話し始めたところだった。

テレビではオルソンと友人たちが全米科学アカデミー作成の「健康に良い食習慣」という報告書について話し合っていた。

この報告書はこれまでに全米科学アカデミーが作成した健康関連の報告書の中で、最も簡略で最も中身のないものの一つだ。しかも、その報告書ではなんと、肉の多い、高脂肪のアメリカの食習慣をほめそやし、基本的にアメリカ人の食生活はすべて良いと認めていたのである。

科学的な観点からすれば、このメッセージはどうしようもないほどひどいものだった。番組の中でトム・ブローコーがファストフードについて尋ね、オルソンが自信を持って「マクドナルドのハンバーガーは栄養的に申し分ない」と述べたやり取りを私は忘れない。

栄養に関して最高峰とされるエキスパートがマクドナルドのハンバーガーを賞讃するのを何百万人もの視聴者が見ていたことを考えると、アメリカ中の消費者が困惑したのも当然だろう。

だが、「このオルソンの見解は、当時の科学を全く反映していない」ということに気づいたのは、内部のわずかひと握りの人間だけだったろう。

●「公衆栄養情報委員会」の廃止と再結成

翌一九八一年の晩春、アトランティックシティーで「公衆栄養情報委員会」の二回目の年次会議が開かれた。この一年間書簡でやり取りしていたこともあり、すでに議題が用意されていた。

まず第一の議題は、「栄養関連のインチキ情報が、我々が属する公衆栄養情報委員会への信頼を損ねつつある」という問題をどう解決するかだった。

二番目は、「もっと野菜と果物を摂取し、肉や高脂肪食品を少なくすることの提唱は、それ自体、インチキ情報の流布と変わらない汚い手口である」という見解を公表することだった。

三番目は、この委員会を永続的な組織として常設化させることだった。

この時点まで、我々のグループは予備的な委員会として、一時的な資格しかなかったのだが、今は永続的で信頼感のある栄養情報源にするため、より結束すべき時が来ていた。

会議場に到着して数日のうちに、男性メンバーであるハワード・アップルバウムが、ある噂話を教えてくれた。

「聞いたかい。オルソンはこの委員会を再編成することを決め、君を除外しようとしているらしい」

当時オルソンは、この「公衆栄養情報委員会」の親組織である「米国栄養学会」の会長として一年任期の役員を務めており、このような人事権を持っていたのである。

私はこの話に対して、驚きでもなければ失望でもない、と考えたことを覚えている。

私は委員会の中の厄介者であることがわかっていたし、前年の最初のミーティングで、すでにグループの方針からはずれていることもわかっていた。

私がこの集団に留まり続けることは、ナイアガラの滝を登ろうとするほどの無謀さを意味していたのである。

そもそも私が関与していた唯一の理由は、「米国実験生物学会連合」の広報部長が、この地位を与えてくれたからだった。

最初の年の会合からいかがわしいと感じていたが、一年後の二回目の会議でも、オルソンが私を排除しようとする前に、実はもっととっぴな状況に出くわしていたのである。

学会の中で組織の永続化計画が提出されたとき、この発案に異議を申し立てたのは、私一人だけだった。

そのとき私は、「この委員会と活動にはマッカーシズム（注）の傾向がある。それは科学的な研究を行なう学会の中では無用のものだ」と懸念を述べた。

【注】共和党上院議員ジョセフ・マッカーシーの活動に代表される、アメリカの一九五〇年代前半の極端な反共主義、およびこれと関連する一連の思想・言論・政治活動への抑圧。

私の発言に委員長は激怒し、暴力的にさえなった。こうなってしまっては、自分から部屋を出て行くのが賢明だと思った。

委員会のメンバーたちが望んでいるすべてのことに対し、私の存在は明らかに脅威だったのだ。こうした経緯のすべてを、新たに選出された「米国栄養学会」の新任会長でありカリフォルニア大学バークレー校教授であるドリス・キャロウェイに話したあと、「公衆栄養情報委員会」は廃止され、のちに私を委員長として再結成された。

幸いなことに私は一年足らずのうちに、再結成された「公衆栄養情報委員会」を構成する六人のメンバーを説得してこの組織を解散させ、情けない出来事のすべては終了したのである。

強いて言うならば、そのとき残って「健闘する」ことは、私の選択肢にはなかった。まだ私のキャリアの浅い頃のことで、学会の先輩たちが振りかざす権力は強大であって、研究活動への圧力にも情け容赦がなかったからだ。

学会の先輩たちの多くにとっては、現状を打破して人々の健康を促進する真実を探ることは、選択肢ではなかったのである。

もし私がキャリアの浅い時期に現状維持派の先輩たちに対抗して、真実を探るのに一所懸命だったら、私は今、この本を書いてはいないだろう、と確信できる。そして、研究資金や出版の機会を得ることは不可能ではないにしても、困難だったことだろう。

一方、ボブ・オルソンと何人かの同僚は、関心をほかへ向け、一九七八年創立の「米国科学衛生審議会（ＡＣＳＨ）」と呼ばれる比較的新しい組織の活動に専念していた。

この組織はニューヨーク市に本部を置き、今日もなお、「食べ物・栄養・化学物質・医薬品・ライフスタイル・環境・健康などの問題に取り組んでいる、消費者教育団体」と自称している。

このグループはまた、非営利・非課税の独立団体であることも主張している。しかし、連邦議会四半期公益統計データを引用した「全米環境保護団体」の報告書によれば、その財源の七六％を企業や法人組織の篤志家から受け取っているという。

「米国科学衛生審議会」はその報告書の中で、次のように主張している（「全米環境保護団体」の報告による）。

・コレステロールは冠状動脈性心臓病とは関連していない。
・食品照射に対する悪評は科学に基づいた評価ではない。
・内分泌攪乱《かくらん》物質（例えばＰＣＢ、ダイオキシンなど）は、人類の健康の問題には関与しない。
・サッカリンは発ガン物質ではない。
・地球温暖化をコントロールするための化石燃料（石炭・石油など）の制限は実施されるべきではない。

「米国科学衛生審議会」の報告書から食品業界に対する批判を探し出すことは、干し草の山から一本の針を探すようなものである。

彼らの主張の中には、メリットのあるものもあるかもしれないとはいえ、「消費者教育のための客観的な情報提供の仲介者である」という主張は論外だろう。

●『食物・栄養とガン』への風当たり

「公衆栄養情報委員会」で経験を積んでいる間、私は全米科学アカデミーの報告書作成の仕事を続けていたが、やがてこれが一九八二年六月に『食物・栄養とガン』として発表された。

すでに予測されていたように、このレポートが発表されるやいなや大騒ぎとなった。「食習慣とガン」に関するこうした報告書は初めてだったので大評判となり、全米科学アカデミー史上最も好評を博すものとなった。

報告書には「食習慣によるガン予防」について書かれており、人々の関心の的となる食事改善目標（ダイエタリー・ゴール）が定められていたが、一九七七年の「食習慣と心臓病」に関する『マクガバン報告』のダイエタリー・ゴールと非常によく似た内容になっていた。

我々は主に「果物と野菜、それに全粒穀物を摂取し、一方、総脂肪摂取量を減らすこと」を奨励していた。

だが、「今回の報告書は心臓病ではなくガンの予防を謳っている」という事実が、業界の反感を高めてしまった。

アメリカ人にとってガンは心臓病以上に大きな恐怖心を抱かせることから、ガンに関する業界の利権はますます大きくなるばかりという状況にあったからだ。利権を失う可能性のある強力な敵がぞろぞろと出てきた。

二週間のうちに、酪農業の利益を守るロビー活動団体「農業科学技術審議会」が、『食物・栄養とガン』の農業・食品業界に与える影響についての報告書を作成した。報告書には、業界への悪影響を懸念する五六人の専門家の意見が要約されていた。

専門家の中には、廃止された「公衆栄養情報委員会」にいたオルソン、ジュークス、ハーパー、そして同じ考えの仲間たちが名を連ねていた。

彼らの報告書はすばやく公表され、五三五人の国会議員の手に渡った。

今回のアカデミーの報告書による国民への影響の大きさを、「農業科学技術審議会」が非常に懸念していたことは明らかだった。

『食物・栄養とガン』に対して強く非難したのは「農業科学技術審議会」ばかりではなかった。米国食肉協会、全米ブロイラー協会、全国肉牛生産者協会、全国畜産食肉委員会、全米食肉協会、全国牛乳生産者連盟、全国豚肉生産者協議会、全国七面鳥協会、米国鶏卵生産者協同組合なども同様だった。

全国七面鳥協会がどれだけガンの研究をしているのか、私はあえて知ろうとはしなかったが、『食物・栄養とガン』に対する彼らの非難は、科学の真実を知ろうという気持ちから生まれたものではないと思う。

私が人生で学んだ貴重な経験の中には、酪農場で育ったおかげで学んだものもあるのだが、私のしていることは「農業の利益に反する」と言われることは皮肉なことだった。

もちろんこれらの巨大企業連合は、私が育ち知っているような、小さな農場を経営している勤勉で正直な農家の人たちの考えとはかけ離れていた。

私は、米国政府の農業関係者が代表しているのはアメリカの伝統的な農家ではなく、本当は経営規模が数千万ドル（数十億円）ものコングロマリット（注）なのではないか、と思うことがよくある。


【注】相互に関連性のない異業種部門を傘下に収めて多角的経営を行なう複合企業体。


アルフ・ハーパーは私がマサチューセッツ工科大学を辞めたあと、教授職の地位に就けるよう強力な推薦状を書いてくれた人物だが、痛烈な手紙を送ってよこした。

ハーパーは手紙で、私のことを「自らが仕掛けた罠に落ちた」と突き放した。

私が「公衆栄養情報委員会」の報告書と、全米科学アカデミーの『食物・栄養とガン』の両方に関わっていることが、長年の間私に協力的だった彼にとってさえ、耐えられなくなったのだ。

それは、『食物・栄養とガン』が盛んに話題になっている頃だった。米国議会の公聴会が開かれ、私はそこでアカデミーの報告書そのものについて証言した。

『ピープル』誌は私に関する特集記事を掲載した。それからの一年というもの、メディアはこの報告書について絶えず報道し続けていた。

●「米国ガン研究協会」の創設と「米国ガン協会」の反発

ガンをコントロールする手段として、政府が食べ物についてまで真剣に論議するのは、国の歴史始まって以来のことのようだった。

この分野は「何か新しいこと」に挑戦するのに適した領域で、その「何か新しいこと」が私のところに転がり込んできた。

バージニア州フォールズ・チャーチ（首都ワシントン近郊の都市）にある、「米国ガン研究協会（ＡＩＣＲ）」（文字についた傍点は訳者による。以下同様）と呼ばれる新しい組織の支援を要請されたのだ。

この組織の創立は非営利団体の寄付金を募る資金調達団体によるもので、ダイレクトメールによるキャンペーンを通して、ガン研究のために多額の寄付金を集められることを知っていた。

ガンについては、手術・放射線・細胞毒性薬といった通常の治療法とは別の「何か新しいこと」を大勢の人が知りたがっているようだった。

この新興組織は、食習慣とガンに焦点を合わせた一九八二年の全米科学アカデミーの報告書をよく理解していたため、上級科学顧問として私を招聘してくれたのだ。

私は「食習慣」に焦点を合わせるようすすめた。なぜなら栄養とガンとの関連性は、研究の重要領域にもかかわらず、主な資金提供機関からは、わずかなサポートしか受けていないからだ。
サプリメントではなく、「栄養源としてホールフードを強調すること」を特に奨励した。それが「全米科学アカデミーの報告書のメッセージである」という理由によるものだからだ。

私が米国ガン研究協会と一緒に仕事をやり始めたとき、二つの課題が同時に出てきた。

一つは、全米科学アカデミーのメッセージの普及を促進し、ガン研究を支援するためには、信頼のおける組織として足場を固める必要があるということだった。

二つ目は、アカデミーからの勧告ともいえる『食物・栄養とガン』は公表される必要があるということだった。

したがって、アカデミー勧告の公表を米国ガン研究協会が支援することは、理にかなっている、と私は思った。

アカデミーの報告書プロジェクトの事務局長であるシュシュマ・パーマーと、ハーバード大学教授でマクガバン委員会の主要顧問だったマーク・ヘッグステッドが、私と一緒に米国ガン研究協会のプロジェクトを支持することに同意してくれた。

同時に米国ガン研究協会の会長マリリン・ジェントリーが、協会としてアカデミーの報告書『食物・栄養とガン』を出版し、無料のコピーを全国五万人の医師たちに配布できないだろうか、と提案した。

社会的にも有益で信頼のおけるものだと思えたこの提案は、大成功だった。

我々米国ガン研究協会の目的は人々の健康増進であり、アカデミーの報告書である『食物・栄養とガン』を普及させることも同じ目的だった。
「ガンの主たる原因として食習慣に焦点を合わせる」組織の設立は、多くの人にとってすでに脅威として受け止められている、ということに私は気づいていた。食品業界・医学界・製薬業界からの敵意に満ちた反応から見ても、米国ガン研究協会の活動が成功し始めていることは明らかだった。

これらの業界は米国ガン研究協会の信用を失わせるために、全力を尽くしているようだった。なかでも私が驚いたのは政府の干渉が特に厳しかったことである。国の司法長官や州の法務長官らが、米国ガン研究協会の社会的地位とその資金調達の手段について、疑問を投げかけたのである。

米国郵政公社は、「米国ガン研究協会が価値のないジャンク情報を広めるのに、郵便を利用しているのは問題だ」と疑問視し、ちょっかい役に加わった。「食習慣とガンに関する情報」の普及を抑えるため、誰が公務員をけしかけているのか、我々全員が不審に思っていたが、なんということか、実態は郵政公社などの公的機関が我々を困らせていたのである。

なぜ彼らはガン研究促進のための非営利組織を攻撃する必要があるのだろうか。

とどのつまりは、米国ガン研究協会が全米科学アカデミー同様、「食とガンを結びつける方針を推し進めている」ということに行き着くのだった。

特に「米国ガン研究協会」は激しい中傷の先鋒となった。彼らから見れば、「米国ガン研究協会」は

「いやな存在」という立場にあった。

なぜなら、「米国ガン研究協会」は同じ資金提供者をめぐって古い歴史のある「米国ガン協会」と張り合う可能性があり、さらに、ガンに関する討論を、「食習慣」の方向へ導こうとしていたからだった。

米国ガン協会は、「食習慣と栄養がガンと関係がある」ことをまだ認めてはいなかった。

米国ガン協会は、従来続けられている医学に基づく組織で、薬の使用や放射線、手術などに力を注いでいた。

この協会がガンを抑止するための「食事勧告」を作成したのは、これよりずっとあとの一九九〇年代初めになってからのことだ。そのときにはすでに、食事重視の考え方はかなり一般的になっていた。

それより少し前、米国ガン協会は、「ガン予防のための食事勧告」を作成するにあたり、全米科学アカデミーに対し参加してもらえないかどうか、アカデミーの『食物・栄養とガン』作成委員会に連絡してきたことがある。

だが、委員会の幾人かが個人的に協力するということはあったものの、委員会としてはこれを辞退した。

米国ガン協会は「食習慣とガンに関するビッグニュース」の兆しを感じとっていたようで、自分たちとは別組織の米国ガン研究協会が功績を認められることは気に入らなかったのだ。

●「米国ガン研究協会」への組織的中傷

一般的に単なる慈善団体の一つだと思われている組織（「米国ガン協会」）に対して、私が厳しく非難しているようにとられるかもしれないが、実は「米国ガン協会」は裏では社会に対する行為とは違った振る舞いをしていたのだ。

あるとき私は、「米国ガン協会」の地方支部での講演に招かれて、ニューヨーク州北部の町へ出かけて行った。こうしたことは、ほかのどこでもやっていることだ。

講演の中で私は、新しくできた「米国ガン研究協会」の組織について言及したスライドを見せた。

私は自分の個人的なつながりについては話さなかったので、聴衆は、私が研究協会の上級科学顧問であることには気づかなかった。

講演のあとに質問を受けたのだが、司会者から「『米国ガン研究協会』はニセ医者たちの組織だってことをご存じですか？」と尋ねられたのである。

「いや、知りません」と私は答えた。司会者が言った「ニセ医者」という言葉への懐疑的な反応を隠せなかったのではないかと思う。

なぜなら、司会者がさらなる説明の必要性を感じたらしく、次のように続けたからだ。

「米国ガン研究協会は、ニセ医者や信用をなくした医師グループによって運営されているんです。なかには服役した人さえいます」

「服役」という言葉も初耳だった。

私は「米国ガン研究協会」と自分との関係を明らかにせず、再び尋ねた。

「どうしてそのことをご存じなんですか？」

「『米国ガン協会』から全米の地方事務所に回覧されているメモに書かれていたからです」と司会者は言った。

私は帰り際に、そのメモのコピーを送ってくれるように頼むと、二、三日後には手元に届いた。

そのメモは、「米国ガン協会」の全国統括会長事務所から発送されたものであることがわかった。この会長は、バッファローにある高名な「ロズウェル・パーク・メモリアル研究所」のガン研究部門の理事長でもあった。

そしてこのメモには私の名前こそ記されてはいないが、次のように明記されていた。

「この組織（米国ガン研究協会）の科学委員長（注・キャンベル博士）は、信用のない八、九人の医師グループを率いており、医師のうち何人かは服役したことがある」

メモの内容は全くの作り話だった。私はその医師の名前に見覚えさえなく、どうしてこのような卑劣な行動を起こせるのか、皆目わからなかった。

やがて、私はこのメモに関与したらしい「米国ガン協会」のバッファロー事務所にいる人物を探りあて彼に電話をかけた。

驚くほどのことではないが、とらえどころのない男で、「この情報は匿名のレポーターから入手した」と明かしたが、初めの情報源を割り出すことは不可能だった。

しかし、一つ確実にわかっていることは、このメモが「米国ガン協会」会長の事務所によってばら撒かれたという事実である。

また、強力な業界のロビー活動集団である「アメリカ酪農評議会」が、同じメモのコピーを手に入れ、全国にある地方事務所へ配布する準備を進めていることも知った。これは同評議会から地方組織への事実上の警告文書といえるものだった。

「米国ガン研究協会」に対する組織的な中傷は、広範囲に及んでいた。食品・医薬品・医療などの業界は、「米国ガン協会」および「アメリカ酪農評議会」を通したり、あるいは会と足並みを揃えて、その正体を現わし始めていた。

低コスト・低利益の植物性食品でガンを予防することは、食品や医薬品業界からは歓迎されない。そのため、人々が信頼しているであろうマスメディアを味方につけて、業界全体が一体となって国民に与えた影響力は、桁違いに大きなものだった。

●裏切り者キャンベルの追放運動

しかし、この話の結末はハッピーエンドだった。「米国ガン研究協会」が設立されてからの二、三年は私にとって、個人的にもまた科学者としても苦労が多く、いやな気持ちにさせられる日々だったが、ついに中傷活動は衰え始めたのである。

もはや枝葉のことには考慮しなくてすむようになったので、「米国ガン研究協会」は、直ちにイギリス（ロンドンの「世界ガン研究基金」）をはじめ、各地へと活動を拡大していった。「米国ガン研究協会」は、ここ二〇年余りにわたって「食習慣とガンの関係についての研究と教育」のための資金供給プログラムの活動を続けてきている。

「米国ガン研究協会」の設立当初、私は上級科学顧問としてこの助成金プログラムを企画し、その委員長を務めた。その後も上級科学顧問として留まり、数年間いろいろな仕事を続けていた。

だが、もう一つ残念な事件についても、お話ししておきたい。

私が所属する「米国栄養学会」の役員会から、学会のメンバー（ボブ・オルソンとアルフ・ハーパー）が私を追放するよう要請していることを知らされたのだ。

それはおそらく、私が「米国ガン研究協会」と関係しているからだと思われた。

追放されれば、「米国栄養学会」史上最初の追放者になるだろうということだった。私は学会の会長および米国食品医薬局の栄養部門長による尋問を受けるため、ワシントンへ行かねばならなかった。会長と部門長からの質問は、ほとんど「米国ガン研究協会」に関するものだった。

このつらい体験は、まさに事実は小説よりも奇なるものであることを証明してくれた。学会の主要なメンバーである私を、「米国ガン研究協会」に関与しているという理由のために、追放するというのだろうか。しかも私がこの組織（米国栄養学会）の次期会長に任命された直後にだ。

私はその後、この心寒い体験について、「米国栄養学会」の内部情報に詳しい同僚、ノースカロライナ州立大学のサム・トーベ教授とともに振り返った。

トーベ教授は案の定、この調査（注・「米国栄養学会」会長、および食品医薬局の栄養部門長による、キャンベル博士への取り調べ）だけでなく、ほかの非礼な行為についてさえ知っていた。

私は「米国ガン研究協会」は善意に基づいた立派な組織であることを教授に話すと、彼は次のように答えた。

「問題なのは『米国ガン研究協会』との関係についてではないんですよ。あなたが全米科学アカデミーの報告書『食物・栄養とガン』をまとめたことに対してなんですよ」

私も同じように感じていたし、その後も考えは変わらない。

すなわち『食物・栄養とガン』が一九八二年六月に、「脂肪の摂取量を減らし、果物・野菜・全粒穀物の摂取量を増やすことが、よりヘルシーな食事となる」という結論を出したとき、「米国栄養学会」の幾人かのメンバーの目には、「キャンベルが裏切った」と映ったのだ。

それはおそらく、この報告書作成委員会の実験研究者の一人として、「アメリカ人の食習慣評価」を従来どおり維持するというのが私に望まれていた仕事だったからだろう。

私はその仕事をしなかったあとも、「米国ガン研究協会」と関わっていたことや、「米国ガン研究協会」がこの『食物・栄養とガン』の普及を促進したことが、事態をますます悪化させてしまっていた。

この馬鹿げた対決では、幸運にも良識が勝った。「米国栄養学会」から私を追放すべきかどうかの投票実施のための役員会が開かれた結果、私は難なく乗り切ったのである（六対〇で二人棄権）。

こうした出来事を個人攻撃と受け取らずにはいられなかったが、ここはもっと大きな問題をはらんでいた。それは個人的な問題というようなレベルではなかったのである。

栄養と健康の分野において、科学者は研究が導くところなら自由に研究を進めていけるというわけではない。

たとえ第一級の科学を媒介にしていたとしても、「業界にとって不適切な結論」を出すことは、科学者としてのキャリアを傷つけてしまう可能性があるのだ。

国民の健康にとって有益だと信じ、この「業界にとって不適切な結論」を広めようとすると、自分のキャリアを台無しにしてしまうかもしれない。

私の場合は台無しにはならなかったが、それは運が良かったからだ。善良な人たちが、私の味方をしてくれたからである。さもなければ事態はもっと悪いことになっていたはずだ。

こうした幾多の試練のあと、「米国栄養学会」がなぜ追放運動のようなことをしたのか、やがてその理由がわかるようになった。

科学者に与えられる数々の賞は、ミード・ジョンソン・ニュートリショナルズ、レダリー研究所（ワイス社の前身）、バイオサーブ・バイオテクノロジーズ、プロクター・アンド・ギャンブル、ダノン研究所などの食品メーカー・製薬メーカーからの資金提供によるものだ。

こうした賞は、私の所属する「米国栄養学会」と業界との奇妙な結びつきを象徴するものだったのである。

学会の後援者であるメーカーは、「結果がどんなものであろうと、科学的な研究を推し進めてほしい」などと決して願ってはいない、ということだ。

●真実と欺瞞の判別

結局、私は仕事を通じて特定の個人や団体とつるむようなことはなく、そこから何かを学ぶこともなかった。

むしろ、私の仕事は大きな組織の舞台裏で行なわれていることと関連していたので、業界寄りのメンバーたちによる「利権がらみのひそかな行動」を深く知るところとなった。科学界であろうと、政府機関であろうと、業界の重役会であろうと、国の政策論争の間にその舞台裏で起きていることは、私たちの健康にとってきわめて重要な問題である。

この章でお話ししてきた私の個人的経験は、ほんの一例にすぎないのだが、私にキャリア・ダウンを強いたり、キャリアが傷つく以上の影響を及ぼしていた。

私が経験してきたことは、「科学の裏面」、すなわち「業界の妨げとなる研究者に対してだけでなく、社会に対しての圧力」といった面をも浮き彫りにしているのである。

圧力は現状維持に反対する研究報告を、組織ぐるみで隠そうとしたり、無効にしようとしたり、粉砕しようとしたりする行動によって影響を及ぼす。

政府や大学には学会に対して大きな影響力を持つ人たちがいる。彼らは「科学のエキスパート」という名のもとに仕事をしているが、実際の活動は、正しく行なわれるべき科学討論を圧力で押さえ込むことにある。

彼らは有力な食品メーカーや医薬品メーカーの利益に沿うような活動によって、かなりの報酬を受け取っているかもしれないし、あるいは、誠実にメーカー寄りの姿勢をとっているだけなのかもしれない。

だが、こうした個人的偏見による行為はあなたが考えているよりずっと大きな影響力を持っているのだ。

私は、ガンで家族を亡くした科学者を知っているが、「食習慣のような個人的な問題が、愛する人を死に追いやる一因となっていたかもしれない」ということを受け入れるのに、彼らは納得できず、憤りを感じているのだ。

同様に、「毎日食べている高脂肪食品・高動物性食品は、幼い頃にヘルシーなものと教わったものであり、その習慣を変えたくないし、そうした食事が大好き」と言う科学者もいる。

科学者の大半は潔癖だし聡明なので、個人的利益のためではなく、公共の利益のためにひたむきに研究に打ち込んでいる。

しかし、なかには自分を高く買ってくれる人に自分の魂を売り、そうした行為を恥ずかしく思わない科学者もいる。

数の上では多くはないが、その影響力は甚大だ。彼らは自分が所属している組織の名声を堕落させることもありうるし、何よりもまず、学者の素性や地位など知る術もない国民の間に、大きな混乱を巻き起こす危険性があるのだ。

テレビで「栄養のエキスパート」がマクドナルドのハンバーガーを絶讃しているのを見た同じ日に、「ガンから身を守るためには、肉類を減らすべきだ」と書かれている雑誌を読むということもあるだろう。

いったい誰を信用したらいいのだろうか。

公共機関もまた「科学の裏面」の一部である。「公衆栄養情報委員会」や「米国科学衛生審議会」のような委員会は、科学的な研究について偏見を持たずに討論することよりも、自分たちの見解を普及させることに関心を持っているような、偏ったパネリストや委員会、公的機関などを生み出している。

「公衆栄養情報委員会」が「低脂肪の食習慣が健康に良いというのは詐欺のような不正な情報だ」と報告し、一方、全米科学アカデミーの報告書『食物・栄養とガン』では反対のことを言っている場合、どちらが正しいのか。

科学界に存在するこの思慮の浅さが、「システム」全体（政府、医学界、産業界、メディア）に蔓延していることが問題なのだ。

「米国ガン協会」だけが「米国ガン研究協会」を困らせるために動いていたわけではない。国立ガン研究所の広報局やハーバード大学医学部ほか何校かの大学医学部は、「米国ガン研究協会」に対して非常に懐疑的で、完全に敵視している大学さえあった。

医学部からの敵意のすごさには最初驚いたが、伝統のある医療機関である「米国ガン協会」がこの争いに加わったとき、そこには確かに「医学界」という目に見えない組織が介在していることが明らかになってきた。

この巨大で強力な組織は、「食習慣とガン」、あるいは、「食習慣とすべての病気」に関して、「そこに重要な問題がある」という考え方を受けつけようとはしなかった。アメリカの「巨大医学」は病気の症状が現われたあと、薬や手術で治療することを業務としている。

テレビをつけて「『米国ガン協会』は、食習慣がガンと関連しているなどという考えをほとんど相手にしていない」という報道を見たと思えば、今度は反対に、新聞で「『米国ガン研究協会』は、あなたの食べるものがガンになるリスクを高めると言っている」という記事を目にするかもしれないのだ。

どちらを信用したらいいのだろうか。

この「システム」の内部を熟知している者だけが、「科学に基づく偽りのない立場」と、「欺瞞に基づく独善的な立場」とを判別できる。

私は長年この「システム」の中心で仕事をしてきたため、多くの人が考えているような科学に対する絶対的な信頼はない。「科学は常に真実を知るための公正な研究手段であるとは限らない」と言えるほど、その実態を十分に見てきている。

科学は、金、権力、エゴ、そして公共の利益以上に「私的な利権」と関わるケースがあまりにも多い。だが、たとえ違法行為があったとしても、表に出てくるのはごく少数だ。

銀行の秘密口座に振り込まれる多額の報酬、あるいはタバコの煙が充満するホテルのロビーにいる私立探偵などは科学と関与していない。

これはハリウッド映画の中の話ではないのだ。政界・科学界・産業界における日常的な出来事なのである。

〈参考文献〉※順不同

『がん産業』(学樹書院)ラルフ・W・モス、蔵本喜久・桜井民子訳
『がん診療レジデントマニュアル』(医学書院)国立がん研究センター医師共著
『ガンの治療法は山ほどある』(実業之日本社)帯津良一、和田努
『アメリカ上院栄養問題特別委員会レポート―いまの食生活では早死にする』(経済界)今村光一監訳
『自然な療法のほうがガンを治す』(徳間書店)今村光一
『末期がんを克服した医師の抗がん剤拒否のススメ』(アスコム)星野仁彦
『ガン食事療法全書』(徳間書店)マックス・ゲルソン、今村光一訳
『代替医療』(中公新書)蒲原聖可
『いまなぜ「代替医療」なのか』(徳間書店)上野圭一
『免疫革命』(講談社インターナショナル)安保徹
『免疫革命・実践編』(講談社インターナショナル)安保徹監修
『医療が病いをつくる』(岩波書店)安保徹
『国立がんセンター発 がんを防ぐ』(主婦の友社)垣添忠生
『患者のためのがん治療事情―がん論争を読む』(三省堂)川端英孝、上野貴史
『がん抑制の食品事典』(法研)西野輔翼
『乳がんと牛乳―がん細胞はなぜ消えたのか』(径書房)ジェーン・プラント、佐藤章夫訳

『遺伝子からのメッセージ』（朝日新聞社）村上和雄
『ドクターズルール425』（南江堂）福井次矢訳
『幸せはガンがくれた』（創元社）川竹文夫
『がんとこころ―がん患者のこころのケアとそのしくみ』（テンタクル）保坂隆
『ガン長寿学』（廣済堂出版）ローレンス・ルシャン、藤野邦夫訳
『がんのセルフ・コントロール』（創元社）カール・サイモントン、近藤裕ほか訳
『新・心療内科』（PHP研究所）河野友信
『生命のバカ力』（講談社）村上和雄
『思考のすごい力』（PHP研究所）ブルース・リプトン著、西尾香苗訳
『チャイナ・スタディー　葬られた「第二のマクガバン報告」合本版』（グスコー出版）コリン・キャンベル、松田麻美子訳
『フィット・フォー・ライフ』（グスコー出版）ハーヴィー・ダイアモンド、マリリン・ダイアモンド共著、松田麻美子訳
『50代からの超健康革命』（グスコー出版）松田麻美子
『ビッグ・ファーマ―製薬会社の真実』（篠原出版新社）マーシャル・エンジェル、栗原千絵子・斉尾武郎共監訳
『タンパク質の一生―生命活動の舞台裏』（岩波新書）永田和宏
『100歳まで病気にならないスーパー免疫力』（日本文芸社）ジョエル・ファーマン、白澤卓二訳

『がん　生と死の謎に挑む』（文藝春秋）立花隆
『心臓病は食生活で治す』（角川学芸出版）コールドウェル・エセルスティン、松田麻美子訳
『超医食革命』（グスコー出版）ジーン・ストーン編、大島豊訳、松田麻美子監修
『がん治療の95％は間違い』（幻冬舎新書）近藤誠
『抗がん剤だけはやめなさい』（文春文庫）近藤誠
『医者に殺されない47の心得』（アスコム）近藤誠
『がん放置療法のすすめ』（文春新書）近藤誠
『患者よ、がんと闘うな』（文藝春秋）近藤誠
『抗がん剤の副作用がわかる本』（三省堂）近藤誠
『がん専門医よ、真実を語れ』（文藝春秋）近藤誠
『がんを治す「仕組み」はあなたの体のなかにある』（現代書林）真柄俊一
『がん、自然治癒力のバカ力』（現代書林）真柄俊一
『がんを治すのに薬はいらない』（幻冬舎）真柄俊一
『遺伝子群の働きを正常化すれば、がんは治せる』（現代書林）真柄俊一
『食は現代医療を超えた』（現代書林）真柄俊一

真柄 俊一　まがら・しゅんいち

1939年、新潟市に生まれる。64年、新潟大学医学部を卒業。産婦人科医、第一生命医事研究室勤務を経て、2003年に自律神経免疫療法によるがん専門医院、素問八王子クリニックを開院し現在に至る。日本自律神経免疫治療研究会会員、全日本鍼灸学会会員。著書に『がんを治す「仕組み」はあなたの体のなかにある』(現代書林)、『がん、自然治癒力のバカ力』(現代書林)、『がんを治すのに薬はいらない』(幻冬舎)、『遺伝子群の働きを正常化すれば、がんは治せる』(現代書林)、『食は現代医療を超えた』(現代書林)がある。

●素問八王子クリニック
http://www.somon-clinic.com

がんは治療困難な特別な病気ではありません!

「近藤理論」の誤りを指摘し、がんが消えていく自然治癒力のすごさを徹底解説

2016年8月18日　第1刷発行
2021年5月13日　第3刷発行

著者　真柄俊一

デザイン　河南祐介
DTP　小林寛子
発行人　永田和泉
発行所　株式会社イースト・プレス
〒101-0051　東京都千代田区神田神保町2-4-7　久月神田ビル
TEL 03-5213-4700　FAX 03-5213-4701
http://www.eastpress.co.jp
印刷・製本　中央精版印刷株式会社

ISBN 978-4-7816-1462-5 C0095